AF377698

Cáncer renal. Nuevas estrategias terapéuticas médico-quirúrgicas

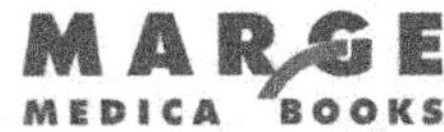

Cáncer renal. Nuevas estrategias terapéuticas médico-quirúrgicas

Editor:
Dr. Antoni Gelabert Mas

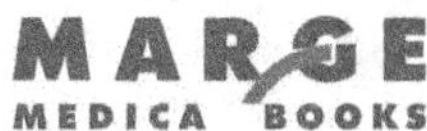

Colección: MONOGRAFÍAS DE UROLOGÍA ONCOLÓGICA

CÁNCER RENAL. NUEVAS ESTRATEGIAS TERAPÉUTICAS MÉDICO-QUIRÚRGICAS
Editor: Dr. Antoni Gelabert Mas

1.ª edición 2008

© *Copyright* de esta edición: ICG Marge, SL

Edita
ICG Marge, SL
Valencia, 558, ático 2.ª
08026 Barcelona (España)
Tel. +34-932 449 130
Fax +34-932 310 865
www.marge.es

Director editorial
Héctor Soler

Gestión editorial
Ana Soto
Laura Matos

Producción editorial
Estela Serrano
Miquel Àngel Roig

Colaboración editorial
Anna Palacios
Rosa Grafisme

Impresión
Novoprint (Sant Andreu de la Barca, Barcelona)

ISBN: 978-84-92442-12-6
Depósito Legal: B-336-09

Índice

Autores

Guadalupe Aguilar
Servicio de Diagnóstico
por la Imagen
Hospital del Mar
Barcelona

Joaquim Bellmunt
Servicio de Oncología Médica
Hospital del Mar
Barcelona

Marcos Busto
Servicio de Diagnóstico
por la Imagen
Hospital del Mar
Barcelona

Joaquín A. Carballido
Servicio de Urología
Hospital Universitario Puerta
de Hierro
Universidad Autónoma de Madrid
Madrid

Javier del Rey
Departamento de Biología Celular
Fisiología
Inmunología de la Universidad
Autónoma de Barcelona
Barcelona

Antoni Gelabert
Servicio de Urología
Hospital del Mar
Barcelona

Carlos Hernández
Servicio de Urología
Hospital General Universitario
Gregorio Marañón
Madrid

Roberto Llarena
Servicio de Urología
Hospital de Cruces
Bilbao

Enrique Lledó
Servicio de Urología
Hospital General Universitario
Gregorio Marañón
Madrid

Juan I. Martínez
Servicio de Urología
Hospital Universitario Puerta
de Hierro
Universidad Autónoma de Madrid
Madrid

Rafael A. Medina
Unidad Urología Oncológica
UGC Urología-Nefrología
Hospital Universitario Virgen
del Rocío
Sevilla

Rosa Miró
Departamento de Biología Celular
Fisiología
Inmunología de la Universidad
Autónoma de Barcelona
Barcelona

Juan Palou
Servicio de Urología
Fundació Puigvert
Barcelona

Aleksandar Radosevic
Servicio de Diagnóstico
por la Imagen
Hospital del Mar
Barcelona

Oscar Rodríguez
Servicio de Urología
Fundació Puigvert
Barcelona

Antonio Rosales
Servicio de Urología
Fundació Puigvert
Barcelona

José L. Ruiz-Cerdá
Servicio de Urología
Hospital Universitario La Fe
de Valencia
Valencia

José Salvador
Servicio de Urología
Fundació Puigvert
Barcelona

Juan Sánchez
Servicio de Diagnóstico
por la Imagen
Hospital del Mar
Barcelona

David Subira
Servicio de Urología
Hospital General Universitario
Gregorio Marañón
Madrid

Humberto Villavicencio
Servicio de Urología
Fundació Puigvert
Barcelona

Prólogo

Los carcinomas de células claras (RCC) originados en la corteza renal constituyen el 80-85 % de todas las neoplasias renales. Hasta hace pocos años, los pacientes en el momento del diagnóstico solían presentar manifestaciones clínicas: masa lumbar, dolor en el flanco, hematuria, síndromes paraneoplásicos y, en muchos casos, presencia de metástasis. Pero, actualmente, los diagnósticos se efectúan a menudo de manera incidental como consecuencia del aumento en el uso de las técnicas de imagen, entre otras razones. La cirugía, en sus diversas técnicas, es curativa en la mayoría de pacientes con enfermedad organoconfinada. La supervivencia a los cinco años del tratamiento inicial se correlaciona con la extensión anatómica de la enfermedad. En cambio, actualmente, la terapia sistémica con inmunoterapia y/o dianas moleculares es la primera elección en los pacientes con enfermedad no quirúrgica o recidivante.

La inteleukina-2 y el interferón han sido, hasta hace poco, los tratamientos estándar en el carcinoma renal de células claras metastásico (MRCC). La eficacia de estas dos drogas ha sido probada a lo largo de casi veinte años, si bien siempre ha habido controversia en su manejo y resultados. En algunos estudios, estas sustancias mostraban un beneficio muy limitado en los pacientes de mal pronóstico, en cambio en los que contaban con buen pronóstico, la respuesta clínica solía ser buena o muy buena.

En pacientes con factores de buen pronóstico, algunos grupos siguen considerando el tratamiento con citoquinas: altas dosis de interleukina-2 o en régimen subcutáneo, como el tratamiento estándar. En cambio en los enfermos con riesgo intermedio, los estudios de estos últimos años ya demuestran que se deben usar nuevas dianas terapéuticas como primera línea de tratamiento.

El desarrollo de terapias basadas en dianas moleculares para el RCC ha sido un avance porque el gen VHL está mutado en el RCC esporádico. Estos avances son el resultado práctico del análisis de los estudios aleatorizados de más de dos mil casos.

El RCC está caracterizado por la intensa angiogénesis asociada con la inactivación del oncogén VHL con la consiguiente hiperexpresión de factores proangiogénicos. La caracterización funcional y molecular de las células endoteliales del tumor renal han demostrado un aumento de la angiogénesis y de la supervivencia celular. El fenotipo proangiogénico es debido a la hiperactivación de la vía PI3K/Akt/mTor, la que regula la síntesis del factor angiogénico: trombospondina-1.

Las proteínas anómalas son las causantes del cúmulo del factor inductor de hipoxia-alfa (HIF) y la activación de una serie de genes, incluido el factor de crecimiento endotelial (VEFG), que inducen la angiogénesis.

Distintos estudios recientes con nuevos agentes que bloquean la vía del VEGF han permitido la aplicación clínica de nuevas opciones estratégicas terapéuticas para los pacientes con MRCC.

Sunitinib y sorafenib, dos inhibidores de la tirosina-kinasa, aumentan la supervivencia libre de progresión en el RCC, en comparación con el tratamiento estándar, lo cual ha sido recientemente demostrado.

Tensirolimus, un inhibidor de la rapamicina que regula también el HIF-alfa, ha demostrado una supervivencia en pacientes con MRCC con mal pronóstico.

Bevacizumab, un anticuerpo monoclonal activo para el VEGF, también tiene una eficacia efectiva.

La relevancia del proceso angiogénico en el carcinoma renal está avalada por el efecto terapéutico de los fármacos antiagiogénicos. Pero, a pesar de los avances terapéuticos, algunas cuestiones permanecen en zona de incógnitas a la espera de la eficacia de combinaciones de drogas y de cuál sea la mejor vía de la remisión completa, lo que es sin duda la mejor esperanza en el MRCC, ya que la terapia antiagiogéncia, a pesar de los efectos beneficiosos, no es suficiente *per se*.

Sabemos que las células del tumor renal presentan un fenotipo inmaduro con expresión del gen embrionario riñón-específico PAX-2; además, es sabido que el endotelio del RCC es heterogéneo, con vasos de zonas adyacentes, *stem-cells* residentes o circulantes, o de las mismas células tumorales. Esta heterogeneidad es la que explica por qué los ensayos sugieren nuevos caminos para nuevas estrategias terapéuticas.

Dr. Antoni Gelabert
Servicio de Urología
Hospital del Mar
Barcelona

Capítulo 1. Genética del cáncer renal

J. DEL REY, R. MIRÓ

Departamento de Biología Celular, Fisiología
e Inmunología de la Universidad Autónoma
de Barcelona
Barcelona

Dirección para correspondencia
Universidad Autónoma de Barcelona
Dra. R. Miró
rosa.miro@uab.cat

1 Introducción

El carcinoma de células renales (RCC, *renal cell carcinoma)* no es una entidad única sino que comprende una serie de tumores que se originan en el parénquima renal; cada uno de ellos con diferente tipo histológico, curso clínico y respuesta a la terapia. Los tipos más frecuentes corresponden a las variantes de células claras (70 %), papilar (10-15 %) y cromófobos (5 %). Aproximadamente un 4 % están asociados a formas hereditarias y cada una de ellas predispone a un subtipo de los tumores renales.

Los estudios realizados durante los últimos veinte años han demostrado que estos carcinomas no son únicamente distintos en cuanto a sus características histopatológicas y clínicas sino que también son genéticamente diferentes. Su perfil citogenético muestra que existe una correlación entre las alteraciones cromosómicas y el subtipo. Por ejemplo, la pérdida de brazos cortos del cromosoma 3 se ha relacionado con el carcinoma renal de células claras y las trisomías 7 y 17 son características del cáncer papilar del tipo1.[1] La existencia de una base genética para explicar el amplio espectro de estos tumores se ha confirmado mediante posteriores estudios moleculares y de citogenética molecular. La identificación de genes responsables de las formas hereditarias ha contribuido, a su vez, al avance en el conocimiento de los mecanismos implicados en el origen de estos tumores renales.[2]

En la clasificación de Heidelberg,[1] la integración de las características histopatológicas y genéticas permitió diferenciar y, por tanto, clasificar estos tumores en tres tipos principales: carcinoma renal convencional o de células claras, renal papilar y renal de células cromófobas. Otros tipos menos frecuentes son el oncocitoma, carcinoma quístico multilocular, carcinoma del conducto colector, carcinoma medular e inclasificados.

La nueva clasificación de la Organización Mundial de la Salud (OMS)[3] es más completa e incluye, amén de los previamente descritos, el carcinoma renal asociado a neuroblastoma, carcinomas relacionados a translocaciones Xp11 y el carcinoma mucinoso tubular y fusocelular. Los distintos tipos de carcinomas renales, sus características genéticas y su origen en distintos segmentos de la nefrona se muestran en la figura 1.

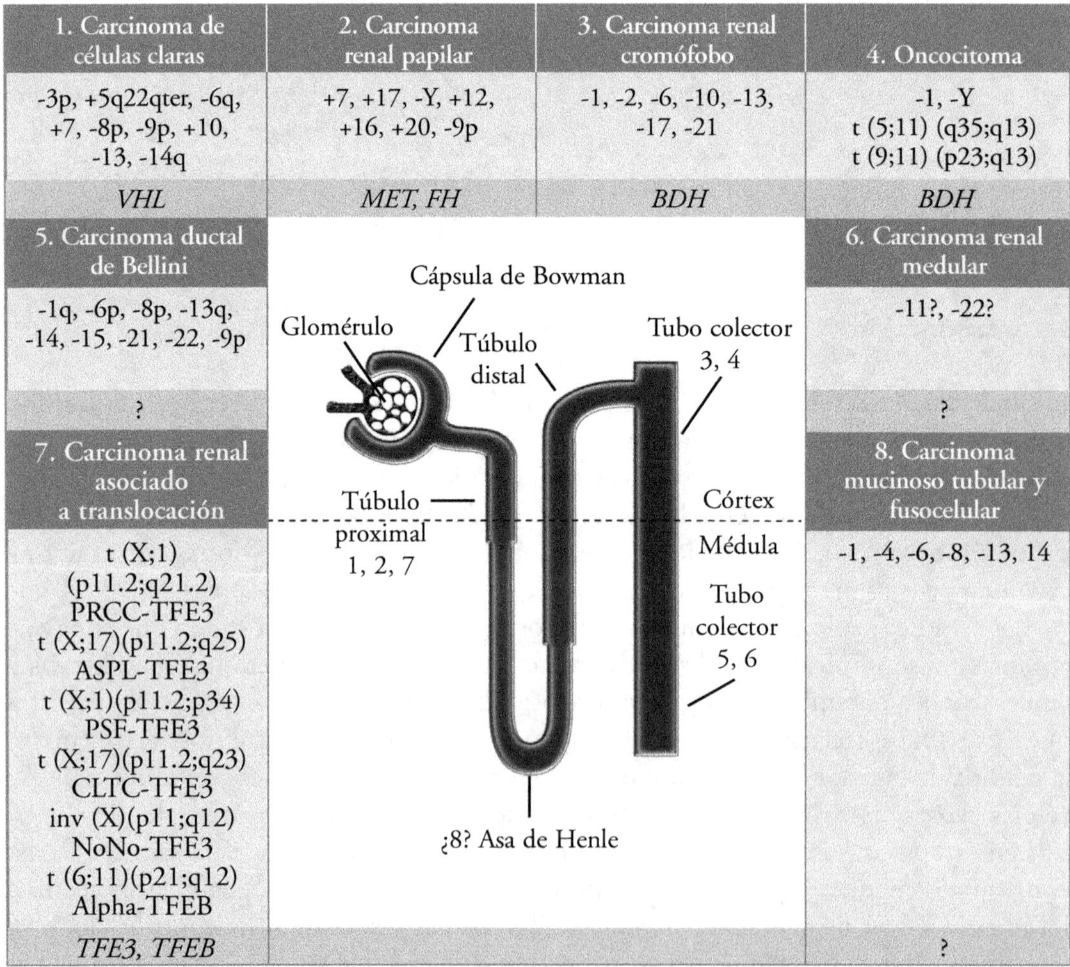

Figura 1.
Origen en la nefrona, alteraciones cromosómicas y genes implicados en los distintos tipos de carcinomas de células renales.

2 Formas hereditarias y familiares

Si bien la mayoría de los RCCs son esporádicos, alrededor de un 4 % de los pacientes presenta una predisposición familiar (véase la tabla 1). Dentro de las formas hereditarias más importantes se incluyen el síndrome de Von Hippel Lindau, el carcinoma renal papilar hereditario, la leiomatosis hereditaria y cáncer renal y el síndrome de Birt-Hogg-Dubé. La identificación de los genes responsables de estos síndromes y de los procesos celulares en los que participan ha contribuido de forma considerable al conocimiento de los mecanismos moleculares implicados en la carcinogénesis renal.[2,4]

2.1 *Enfermedad de Von Hippel-Lindau (VHL)*

Es un síndrome autosómico dominante que afecta a 1/40.000 individuos y predispone a una serie de tumores benignos o malignos del sistema nervioso central, riñón, páncreas,

Síndrome	Gen/proteína	Localización cromosómica	Tumor renal asociado
Von Hippel-Lindau (VHL)	*VHL*/pVHL	3p25	RCC células claras múltiple, bilateral
Translocaciones constitucionales implicando 3p	*FHIT*/FHIT ? ?	3p14 3q13.3 3q21	RCC células claras múltiple, bilateral
Carcinoma papilar hereditario (HPRC)	*MET*/MET	7q31	RCC papilar tipo 1 múltiple y bilateral
Leiomiomatosis hereditaria y cáncer renal (HLPRC)	*FH*/fumarato hidratasa	1q42-43	RCC papilar tipo 2 solitario
Birt-Hogg-Dubé (BHD)	*BHD*/foliculina	17p11.2	Varios tumores renales RCC de células cromófobas RCC híbrido RCC de células claras RCC papilar Oncocitoma
Complejo de esclerosis tuberosa	*TSC1*/hamartina *TSC2*/tuberina	9q34 16p13.3	RCC células claras RCC papilar RCC cromófobo
Hiperparatiroidismo Tumor mandibular	*HRPT2*/parafibromina	1q25-q32	RCC de células claras

Tabla I.
Síndromes familiares asociados a carcinomas de células renales.

glándula adrenal y retina. Las lesiones renales son frecuentes y heterogéneas con una prevalencia de un 30 a un 70 % de los casos e incluyen: quistes renales, quistes múltiples mimetizando los riñones poliquísticos y carcinomas renales que son siempre de células claras, a menudo múltiples y bilaterales. En comparación con los RCC esporádicos, los tumores renales aparecen a una edad más temprana (entre la 3.ª y 4.ª década) y tienen un pronóstico menos severo, aunque las metástasis de origen renal son la causa de la mayoría de muertes por la enfermedad.

La enfermedad se origina por mutaciones germinales en el gen *VHL* localizado en 3p25-26. La mutación se ha detectado en prácticamente un 100 % de los pacientes[5] (80 % heredada y 20 % *de novo*). *VHL* funciona como un supresor tumoral, de forma que la inactivación secuencial de los dos alelos origina la carcinogénesis. En la enfermedad de VHL, los pacientes nacen con una mutación germinal en uno de los dos alelos; una segunda mutación somática, o pérdida de heterocigosidad que afecta el alelo normal, va ligada al desarrollo de quistes o tumores. El alelo normal puede, también, inactivarse epigenéticamente mediante hipermetilación de su promotor.[6]

El gen *VHL* se expresa ampliamente en tejidos del feto y del adulto por lo que su expresión no está particularmente restringida a los órganos afectados por la enfermedad. Codifica una proteína de 30 kd (pVHL30) y, de forma alternativa, otra proteína de 19 kd (pVHL19). La proteína pVHL sirve como sustrato receptor del complejo que se une directamente a proteínas tales como el factor inducido por hipoxia (HIF, *hipoxia inducible factor)* marcándolo para su degradación mediada por ubiquitinas en el proteosoma.[7] La proteína pVHL mutada pierde su capacidad para degradar HIF que, a su vez, induce la expresión de sus genes diana (ver apartado 3 de este capítulo).

Las mutaciones germinales del gen *VHL* son muy heterogéneas y se distribuyen a lo largo de casi toda la secuencia codificadora. Aproximadamente, un 20-37 % de los pacientes presentan la pérdida total o parcial del gen, un 30-38 % tienen mutaciones de cambio de aminoácido y un 23-27 % mutaciones sin sentido o de cambio del marco de lectura que dan lugar a la proteína truncada.[6,8]

La posibilidad de encontrar relaciones genotipo-fenotipo puede ser de gran utilidad para el consejo genético en las familias afectadas en relación al riesgo de desarrollar tumores. Desde un punto de vista clínico, las familias VHL pueden subdividirse basándose en la presencia (tipo 2) o ausencia (tipo 1) de feocromocitomas. Las familias tipo 2 pueden subdividirse a la vez de acuerdo con el riesgo a desarrollar RCC: bajo riesgo (tipo 2A) o alto riesgo (tipo 2B). Algunas familias del tipo 2 desarrollan únicamente feocromocitoma sin otros estigmas de la enfermedad (tipo 2C). Las mutaciones presentes en las familias tipo 1, caracterizadas por un alto riesgo a RCC, son mayoritariamente deleciones del gen o mutaciones que dan lugar a una proteína truncada.[6,8]

2.2 *Translocaciones constitucionales afectando 3p y RCC de células claras*

Se han descrito algunas familias en las que los miembros portadores de translocaciones constitucionales equilibradas implicando el cromosoma 3 presentan predisposición al cáncer renal de células claras. Los tumores son multifocales y bilaterales. Los puntos de rotura en el cromosoma 3 se han analizado exhaustivamente y se ha sugerido la posible implicación del gen *FHIT (fragile site histidine triad)* localizado en el lugar frágil 3p14 (FRA3B). Se cree que *FHIT* es un gen supresor tumoral pero su función no está bien determinada. Tampoco se dispone de datos concluyentes sobre la relevancia de los otros genes estudiados en relación a estas translocaciones.[2,9]

En la mayoría de estos tumores se observan mutaciones del gen *VHL* por lo que, teniendo en cuenta que este gen se localiza en 3p, se ha propuesto una hipótesis de tres pasos para explicar el origen de los tumores renales en estas familias:

1. Herencia de la translocación equilibrada en la línea germinal.
2. No disyunción somática del cromosoma translocado portador de 3p.
3. Mutación o hipermetilación somática del otro alelo *VHL* o de otro posible gen supresor localizado en 3p.[9]

2.3   *Carcinoma renal de células claras familiar*

Se han descrito una serie de familias con dos o más miembros afectados de carcinoma renal de células claras. Los tumores tienden a ser unifocales e histológicamente semejantes a los esporádicos. No se han detectado mutaciones en los genes *VHL* y *MET*, ni tampoco translocaciones constitucionales implicando al cromosoma 3, por lo que la base genética de la predisposición en este grupo está por determinar.[10]

2.4   *Carcinoma renal papilar hereditario*

Es un síndrome de cáncer familiar con herencia autosómica dominante que se caracteriza por la presencia de RCCs múltiples y bilaterales. Los tumores son papilares del tipo 1 con un comportamiento menos agresivo que los del tipo 2. La edad de aparición es más tardía que los otros tipos de tumores renales hereditarios. Presenta penetrancia reducida, ya que sólo el 50 % de los portadores desarrollan el tumor alrededor de los 55 años de edad.

El gen responsable es el proto-oncogén *MET*, localizado en la región 7q31.1. La proteína es un receptor tirosina quinasa cuyo principal ligando es el factor de crecimiento de hepatocitos HGF/SF *(hepatocyte growth factor/scatter factor)*. La transducción de la señal resulta en la promoción de la proliferación, inhibición de apoptosis, incremento de la motilidad y formación de estructuras tubulares.[11] Si bien la vía de señalización MET-HGF interviene en una serie de procesos normales, se ha visto implicada en la generación y diseminación de diversos tumores.

Los individuos afectados son portadores de mutaciones germinales activadoras de la función de MET.[12] que se traduce en una actividad quinasa constitutiva y habilidad de transformación maligna. Se ha observado que las mutaciones que dan lugar a una ganancia de función de MET se asocian a procesos relacionados con carcinogénesis incluyendo angiogénesis, motilidad celular, proliferación, invasión y diferenciación morfogénica.[11]

Además de la mutación en *MET*, los carcinomas papilares hereditarios presentan trisomía 7 que no es al azar, sino que afecta al cromosoma portador del gen mutado.

2.5 *Leiomiomatosis hereditaria y carcinoma renal papilar tipo 2*

Es un síndrome de cáncer hereditario en el que los individuos afectados tienen riesgo de desarrollar leiomiomas cutáneos, uterinos y cáncer renal papilar del tipo 2. Aproximadamente, el 30 % de los individuos afectados desarrolla tumores renales. La edad de aparición está entre los 33 y 48 años. Los tumores renales aparecen en solitario, son extremadamente agresivos y a menudo se observan metástasis a distancia en el momento del diagnóstico.

Presenta herencia autosómica dominante y se origina por mutaciones germinales que inactivan el gen *FH (fumarate hydratase)* localizado en 1q42.3-43. Este gen contiene 10 exones y codifica el enzima fumarato-hidratasa que cataliza la hidratación de fumarato a malato en el ciclo de Krebs dentro de la matriz mitocondrial. La pérdida de actividad de la proteína FH durante las sucesivas catálisis, altera el proceso ocasionando un incremento en los niveles de fumarato.[13]

En los tumores asociados al síndrome se ha observado la pérdida del alelo normal sugiriendo que *FH* es un gen supresor tumoral. El mecanismo por el cual la inactivación de *FH* interviene en la tumorigénesis no está muy claro. Estudios recientes han demostrado que los tumores renales asociados a este síndrome expresan altos niveles de HIF y se ha sugerido que el aumento de fumarato es suficiente para regular un aumento de la expresión de HIF.[14]

2.6 *Síndrome de Birt-Hogg-Dubé y carcinoma renal de células cromófobas*

Es un síndrome de cáncer hereditario en el que los individuos afectados tienen riesgo de desarrollar tumores benignos de la piel, quistes pulmonares y neoplasias renales.

Presenta herencia autosómica dominante con penetrancia incompleta. La edad promedio de inicio de las manifestaciones clínicas se encuentra alrededor de los 50 años. Un 15-30 % de los pacientes desarrollan tumores renales, generalmente múltiples y bilaterales, que pueden ser de distintos tipos histológicos aunque la mayoría son de tipo cromófobo o híbrido oncocitoma-cromófobo.

Se origina por mutaciones germinales del gen *BHD* localizado en brazos cortos del cromosoma 17 (17p11.2). Las mutaciones somáticas del alelo normal en los tumores dan lugar, generalmente, a una proteína truncada.[4] El producto del gen es la proteína foliculina que participa en la vía de señalización AMK-mTOR (AMPactivated protein kinase-mammalian target of rapamycin).[15]

La mutación del gen *BHD* en carcinomas cromófobos esporádicos es ocasional. Sin embargo, la pérdida de heterocigosidad en 17p e hipermetilación del promotor del gen se ha detectado en RCCs esporádicos de diferentes tipos histológicos. Esto sugiere que *BHD* puede jugar un papel en la tumorigénesis de los RCC independientemente del tipo histológico.[4]

2.7   *Esclerosis tuberosa*

Es un síndrome autosómico dominante que afecta a 1/6.000 individuos y se caracteriza por la presencia de tumores benignos que implican a múltiples órganos y tejidos. Algunos pacientes tienen un riesgo incrementado de padecer RCCs de células claras, de tipo papilar o cromófobo.

Se origina a partir de mutaciones germinales en los genes supresores de tumor *TCS1* o *TCS2 (tuberous sclerosis complex gene)*. La prevalencia de mutaciones es casi igual para ambos genes. *TSC1* (9q34) codifica la proteína hamartina y *TSC2* (16p13.3) codifica la proteína tuberina; ambas forman un complejo que participa en vías de señalización que controlan el crecimiento celular. La vía TSC interacciona con la vía mTOR e, indirectamente, con la vía VHL-HIF y la pérdida de *TSC2* da lugar a incremento del factor de crecimiento vascular endotelial. Ello explicaría su relación con el RCC de células claras.[4,16]

3   Carcinoma renal de células claras

Es el cáncer renal más frecuente, representando el 70 % de todos RCCs. Se caracteriza por la pérdida de 3p y/o inactivación del gen *VHL*.

La pérdida de 3p detectada mediante citogenética convencional, pérdida de heterozigosidad e hibridación genómica comparada, es la alteración más frecuente de estos tumores observándose en más de un 90 % de los mismos.[17] Al menos tres regiones se han considerado candidatas a contener genes supresores tumorales: la región 3p25 en la que se localiza el gen *VHL*; la región 3p12p14 donde se localiza el lugar frágil FRA3B y el gen *FHIT*, y la región 3p21-22, dentro de la cual, y más específicamente en 3p21.3, existe una zona crítica de 120 Kb en la que se agruparían una serie de genes supresores de tumor.[9,18]

Este tipo de cáncer renal se caracteriza, además, por una elevada inestabilidad cromosómica con múltiples alteraciones numéricas y estructurales. Las alteraciones cromosómicas más frecuentes son:-3p, +5q22qter, +7, +10, -6q, -8p, -9, -14q, -13q.[3,19,20]

El gen *VHL* se encuentra mutado o metilado en una elevada proporción de los tumores esporádicos (60-70 %). De manera similar a lo observado en la forma hereditaria, un alelo está mutado y el otro inactivado, pero, en este caso, las alteraciones son somáticas y adquiridas por las células del tumor.[21] Los efectos de la inactivación del gen son idénticos a lo observado en la forma hereditaria siendo la desregulación de HIF la responsable de la hipervascularización de estos tumores.

3.1 Gen VHL y vía VHL-HIF

Se ha observado que los RCCs de células claras son altamente angiogénicos con expresión alterada del factor inducido por hipoxia (HIF *hipoxia inducible factor*). Este factor es un mediador clave en la compleja adaptación celular iniciada por la hipoxia. HIF está constituido por una subunidad α (HIFα) y una subunidad β (HIFβ). Ambas deben unirse para formar un complejo activo. El complejo pVHL es una ubiquitin ligasa que contribuye a la degradación de HIF en presencia de oxígeno, por lo que la actividad de HIF está restringida a condiciones de hipoxia.[7,22]

En presencia de oxígeno, las subunidades HIFα son hidroxiladas por la enzima prolil-hidroxilasa, permitiendo su degradación mediada por el complejo pVHL.

En condiciones de hipoxia, HIFα no se hidroxila y puede unirse a HIFβ. Estos heterodímeros se unen al DNA y activan la transcripción de genes inducidos por hipoxia tales como: *VEGF* (factor de crecimiento vascular endotelial), *TGFα* (factor de crecimiento transformante a), *PDGF* (factor de crecimiento derivado de plaquetas), *GLUT-1* (transportador de glucosa), *CAIX* (anhidrasa carbónica IX). Las proteínas codificadas por estos genes están involucradas en angiogénesis, crecimiento celular, transporte de de glucosa, y equilibrio ácido-base.[16, 22, 23]

El efecto más conocido de la inactivación de pVHL es su incapacidad para ubiquitinizar y degradar el factor HIFα. De esta forma, al igual que pasa en condiciones de hipoxia, la ausencia de pVHL da lugar a la acumulación de HIFα, que forma heterodímeros con HIF-β, y activa la transcripción de los genes antes mencionados. Todo ello crea un ambiente favorable para promover la angiogénesis y la proliferación del tumor. Este proceso está esquematizado en la figura 2.

La comprensión de las bases moleculares de la vía VHL-HIF ha convertido a HIF-α y a los factores inducidos por hipoxia, especialmente los factores de crecimiento y sus receptores, en dianas terapéuticas.[24]

4   Carcinoma renal papilar

Es el segundo más prevalente entre los carcinomas de células renales, ya que comprende, aproximadamente, un 15 % de los mismos. Se divide de la siguiente manera: tipo 1 (citoplasma pálido y células pequeñas) y tipo 2 (citoplasma eosinófilo, células grandes).

Se caracteriza citogenéticamente por la presencia de trisomías 7 y 17. De forma adicional aparecen las trisomías 12, 16, 20 y pérdida del cromosoma Y.[1] Se ha observado

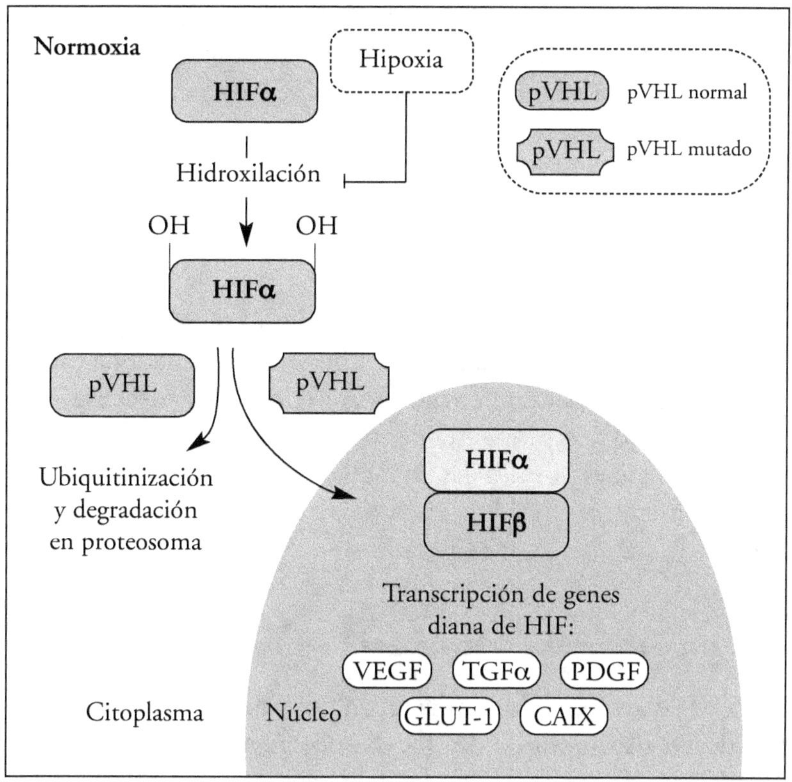

Figura 2.
Inactivación por mutación de VHL en el cáncer renal de células claras. En condiciones de normoxia,
HIFα es hidroxilada en dos residuos de prolina siendo de este modo reconocida por el complejo
Von Hippel-Lindau (VHL) E3 ubiquitin ligasa. Tras la poliubiquitinización, HIFα es enviada
a su degradación en el proteosoma. En situación de hipoxia, la hidroxilación de HIFα está bloqueada,
incrementando la concentración citoplasmática de la proteína. HIFα es entonces translocada
al núcleo y junto con HIFβ, activa la transcripción de los genes VEGF, TGFα, PDGF, GLUT-1
y CAIX. La mutación en VHL impide la ubiquitinización y degradación de HIFα, como ocurre
en condiciones de hipoxia, dando lugar al mismo resultado.

que las trisomías 7 y 17 son más frecuentes en el tipo 1 mientras que la pérdida de heterocigosidad en 9p es más frecuente en el tipo 2.[3]

Ambos tipos de tumores papilares tienen su correspondiente forma hereditaria con
distintos genes implicados. La forma familiar que da lugar al papilar tipo 1 se origina por
mutaciones germinales del gen *MET* (ver apartado 2.4 de este capítulo). Sin embargo,
este gen sólo se halla mutado en un 13 % de las formas esporádicas.[25] Teniendo en cuenta que la ganancia del cromosoma 7 en forma de trisomías o tetrasomías es la alteración
más frecuente en estos tumores, se ha propuesto que esta alteración sería suficiente para
incrementar la expresión de la proteína sin necesidad de que el gen *MET* esté mutado.

La inactivación del gen fumarato hidratasa *(FH)* es responsable de la forma familiar del carcinoma renal papilar tipo 2 (ver apartado 2.5 de este capítulo). Está claramente demostrado que las mutaciones de *FH* en la línea germinal se asocian al desarrollo de la forma familiar, pero el papel de estas alteraciones en la forma esporádica queda por determinar, puesto que no se dispone de evidencias concluyentes de mutaciones somáticas de este gen.[26]

5 Adenoma papilar

Son tumores benignos de arquitectura papilar con un tamaño menor de 5 mm y bajo grado; son los más frecuente y su incidencia aumenta con la edad. La presencia de las trisomías 7 y 17 junto con la pérdida del cromosoma Y en los pasos iniciales del carcinoma renal papilar condujo a la propuesta de que estas alteraciones caracterizarían el adenoma, mientras que la aparición de las trisomías 12, 16 y 20 marcaría la progresión a carcinoma.[27] Actualmente se considera que no hay datos suficientes para identificar estos adenomas a partir de sus alteraciones genéticas.[3]

6 Carcinoma renal de células cromófobas

Contribuye al 5 % de los RCCs y se caracteriza por una pérdida masiva de cromosomas con un índice de DNA hipodiploide.[3,19,20] Se observan monosomías de los cromosomas 1, 2, 10, 13, 17 y 21. La inactivación del gen supresor *PTEN/NMAC1* (10q23) se encuentra en un 85 % de estos tumores; la pérdida de este gen también se encuentra asociada a otros carcinomas renales, pero en un porcentaje mucho menor.[28]

Las mutaciones en *BHD*, responsables de la forma hereditaria, son infrecuentes en las esporádicas. Sin embargo, se han observado pérdidas de heterocigosidad en 17p e hipermetilación del gen en algunos tumores.[16,25]

7 Oncocitoma

Es un tumor benigno que representa alrededor del 4 % de los RCC. Citogenéticamente son muy heterogéneos, mostrando, frecuentemente, una mezcla de células con cariotipo normal y células con cariotipo alterado. Se han descrito dos subgrupos: uno caracterizado por la pérdida de los cromosomas 1p, 14, X/Y; otro definido por translocaciones que afectan la región 11q13: t(5;11) (q35;q13) y t(9;11) (p23;q13).[3,19]

8 Carcinoma del conducto colector de Bellini

Representa menos del 1 % de los carcinomas de células renales. Se caracteriza por numerosas pérdidas afectando los cromosomas 1q, 6p, 8p, 9p, 13q, 14, 15, 21 y 22, y por la amplificación del gen *ERBB2*.[19,29]

9 Carcinoma renal medular

Es un tumor poco frecuente y muy agresivo que se presenta casi exclusivamente en individuos jóvenes afectados de anemia falciforme. Los pocos casos estudiados muestran una elevada expresión de HIF y EVGF.[30] No suelen presentar desequilibrios cromosómicos aunque de forma ocasional se ha detectado la pérdida de los cromosomas 11 o 22.[30,31]

10 Carcinoma renal por translocación. Familia de carcinomas con translocación MiTF/TFE3

Alrededor de una tercera parte de los carcinomas renales pediátricos se caracterizan por la presencia de translocaciones equilibradas implicando al gen *TEF3* localizado en el cromosoma Xp11.2 y con menor frecuencia al gen *TFEB* localizado en 6p21 (véase la figura 1). Como resultado de estas translocaciones se originan genes de fusión.

Las formas más comunes son la t(X; 17)(p11.2; q25) y la t(X; 1)(p11.2; q21) que dan lugar a los genes de fusión *ASPL/TFE3* y *PRCC/TFE3*, respectivamente. En la t (6; 11) (p21; q13), el gen *TFEB* se fusiona con el gen *Alpha* en 11q13.

TFE3 y *TEFB* son miembros de la familia MiTF/TFE3 de factores de transcripción. Los genes que se fusionan con *TFE3* y *TFEB* actúan como potentes promotores de su transcripción y en consecuencia se observa un aumento drástico de la proteína. La presencia de estas proteínas detectada mediante inmuno-histoquímica es específica de estos tumores.[32]

11 Carcinoma mucinoso tubular y fusocelular

Es un tumor poco frecuente que se caracteriza por pérdidas de los cromosomas 1, 4, 6, 8, 13 y 14. La ausencia de trisomías 7 y 17 permite diferenciar estos tumores con comportamiento indolente de los carcinomas renales papilares con diferenciación sarcomatoide.[33]

12 Carcinoma renal asociado a neuroblastoma

Es un tumor muy poco frecuente que afecta a individuos jóvenes o a niños que han superado un neuroblastoma. Su aparición se ha relacionado con el tratamiento aunque la presencia simultánea de neuroblastoma y RCC en un caso puede sugerir una predisposición familiar. Se han detectado desequilibrios alélicos afectando principalmente a 20q13.[3]

BIBLIOGRAFÍA

1. Kovacs G, Akhtar M, Beckwiyh BJ. The Heidelberg classification of renal cell tumours. J Pathol 1997; 183: 131-33.

2. Pavlovich CP and Schmidt LS. Searching for the hereditary causes of renal-cell carcinoma. Nature reviews cancer 2004; 4: 381-89.

3. Eble JN, Sauter G, Epstein JL, Sesterhenn IA. Pathology and genetics. Tumors of the urinary system and male genital organs. Lyon: IARC press 2004.

4. Cohen D, Zhou M. Molecular genetics of familial cell carcinoma syndromes. Clin Lab Med 2005; 25: 259-77.

5. Stolle C, Glenn G, Zbar B *et al.* Improved detection of germline mutations in the von Hippel-Lindau disease tumor suppressor gene. Hum Mut 1998; 12: 417-23.

6. Kim YK, Kaelin WG. Role of VHL gene mutation in human cancer. J Clin Oncol 2004; 24: 4991-5004.

7. Maxwell PH, Wiesener MS, Chang GW *et al.* The tumour suppressor protein VHL targets hypoxia inducible factors for oxygen-dependent proteolysis. Nature 1999; 399: 271-75.

8. Gallou C, Chauveau D, Richard S *et al.* Genotype-Phenotype correlation in von Hippel-Lindau families with renal lesions. Hum Mut 2004; 24: 215-24.

9. Bodmer D, van den Hurk W, van Groningen JJM *et al.* Understanding familial and non-familial renal cell cancer. Hum Mol Genet 2002; 11: 2489-498.

10. Woodward ER, Clifford SC, Astuti D *et al.* Familial clear renal cell carcinoma (FCRC): clinical features and mutation analysis of the VHL, MET and CUL candidate genes. J Med Genet 2000; 37: 348-53.

11. Ma PC, Maulik G, Christensen J *et al.* c-MET: structure, functions and potential for therapeutic inhibition. Cancer Metastasis Rev 2003; 22: 309-25.

12. Schmidt L, Duh FM, Chen F *et al.* Germline and somatic mutations in the tyrosine kinase domain of the MET proto-oncogene in papillary renal carcinomas. Nat Genet 1996; 16: 68-73.

13. Tomlinson IP. Germline mutations in FH predispose to dominantly inherited uterine fibroids, skin leiomyomata and papillary renal cell cancer. Nar Genet 2002; 30: 406-10.

14. Isaacs JS, Jung YJ, Mole DR *et al.* HIF overexpression correlates with biallelic loss of fumarate hydratase in renal cancer: novel role of fumarate in regulation of HIF stability. Cancer Cell 2005; 8: 143-53.

15. Baba M, Furihata M, Hong SB *et al.* Kidney-targeted Birt-Hogg-Dubé gene inactivation in a mouse model: Erk1/2 and Akt-mTOR activation, cell hyperproliferation and polycystic kidneys. J Natl Cancer Inst 2008; 100: 140-54.

16. Baldewijns MML, van Vlodrop IJH, Schouten LJ *et al.* Genetics and epigenetics of renal cancer. Biochim Biophys Acta 2008; 1785: 133-55.

17. Sükösd F, Kuroda N, Beothe T *et al.* Deletion of chromosome 3p14,2-p25 involving the VHL and FHIT genes in conventional renal cell carcinoma. Cancer Res 2003; 63: 455-57.

18. Hesson LB, Cooper WN, Latif F. Evaluation of the 3p21,3 tumour-suppressor gene cluster. Oncogene 2007; 26: 7283-301.

19. Meloni-Ehrig AM. Renal cancer: cytogenetic and molecular genetic aspects. Am J Med Genet 2002; 115: 164-72.

20. Junker K, Weirich G, Amin MB *et al.* Genetic subtyping of renal cell carcinoma by comparative genomic hybridization. Recent results. Cancer Res 2003; 162: 169-75.

21. Kondo K, Yao M, Yoshida T *et al.* Comprehensive mutational analysis of the VHL gene in sporadic renal cell carcinomas: relationship to clinopathological parameters. Genes Chromosomes Cancer 2002; 34: 58-68.

22. Gordan JD, Simon MC. Hypoxia-inducibles factors: central regulators of the tumor phenotype. Curr Opin Genet Dev 2007; 17: 71-7.

23. Cohen HT, McGovern FJ. Renal-cell carcinoma. N Engl J Med 2005; 353: 2477-490.

24. Stadler WM. Targeted agents for the treatment of advanced renal cell carcinoma. Cancer 2005; 104: 2323-333.

25. Kopper L, Tímár J. Genomics of renal cancer-does it provide breakthrough? Pathol Oncol Res 2006; 12: 5-11.

26. Sudarshan S, Pinto PA, Neckers L, Linehan WM. Mechanisms of disease: hereditary leiomyomatosis and renal cell cancer-a distinct form of hereditary kidney cancer. Nat Clin Pract Urol 2007; 4: 104-10.

27. Kovacs G. Molecular cytogenetics of renal cell tumors. Adv Cancer Res 1993; 62: 89-124.

28. Velickovic M, Delahunt B, McIver B, Grebem SK. Intragenic PTEN/MMAC1 loss of heterozygosity in conventional (clear-cell) renal cell carcinoma is associated with poor patient prognosis. Mod Pathol 2002; 15: 479-85.

29. Sellyc C, Amorosi A, Vona G *et al.* Retrospective evaluation of c-erbB-2 oncogen amplification using competitive PCR in collecting duct carcinoma of kidney. J Urol 1997; 158: 245-47.

30. Swartz MA, Karth J, Schneider DT *et al.* Renal medullary carcinoma: clinical, pathologic, immunohistochemical, and genetic analysis with pathogenetic implications. Urology 2002; 60: 1083-089.

31. Avery AR, Harris JE, Davis CJ Jr *et al.* Renal medullary carcinoma: clinical and therapeutic aspects of a newly described tumor. Cancer 1996; 78: 128-32.

32. Argani P, Ladany M. Translocation carcinomas of the kidney. Clin Lab Med 2005; 25: 363-78.

33. Cossu-Rocca P, Eble JN, Delahunt B *et al.* Renal mucinous tubular and spindle carcinoma lacks the gains of chromosomes 7 and 17 and losses of chromosome Y that are prevalent in papillary renal cell carcinoma. Mod Pathol 2006; 19: 488-93.

Capítulo 2. Epidemiología del carcinoma renal

J. A. Carballido, J. I. Martínez

Servicio de Urología
Hospital Universitario Puerta de Hierro
Universidad Autónoma de Madrid
Madrid

Dirección para correspondencia
Hospital Universitario Puerta de Hierro
Dr. J. A. Carballido
j.carballido@terra.es

1 Introducción

Podemos afirmar que, hasta hace poco tiempo, al carcinoma de células renales (CCR) se le consideraba una patología infrecuente, con presentación clínica tardía, sólo abordable quirúrgicamente y con un pronóstico desfavorable en aquellos pacientes no sometidos a cirugía y que ya hubiesen desarrollado enfermedad metastásica.

Esta percepción se ha modificado gracias a los avances en la incorporación de nuevos hallazgos genéticos y moleculares, en la consolidación de nuevas técnicas quirúrgicas y en el incremento de opciones terapéuticas de carácter farmacológico, inicialmente en la enfermedad metastásica.

Paralelamente a estos acontecimientos, se está produciendo un interés creciente en los aspectos epidemiológicos y etiológicos de la enfermedad, sin duda favorecido por la necesidad de explicar su heterogeneidad e individualizar su tratamiento.

En términos epidemiológicos descriptivos cabe expresar que el CCR es la lesión renal sólida más frecuente (95 % de los casos), que representa más del 80 % de todos los tipos posibles de cáncer de localización renal y que en la estimación de nuevos tumores en EE.UU. para el año 2008, asciende al 4 % del total de las posibles localizaciones tumorales (véase la figura 1).[1-3]

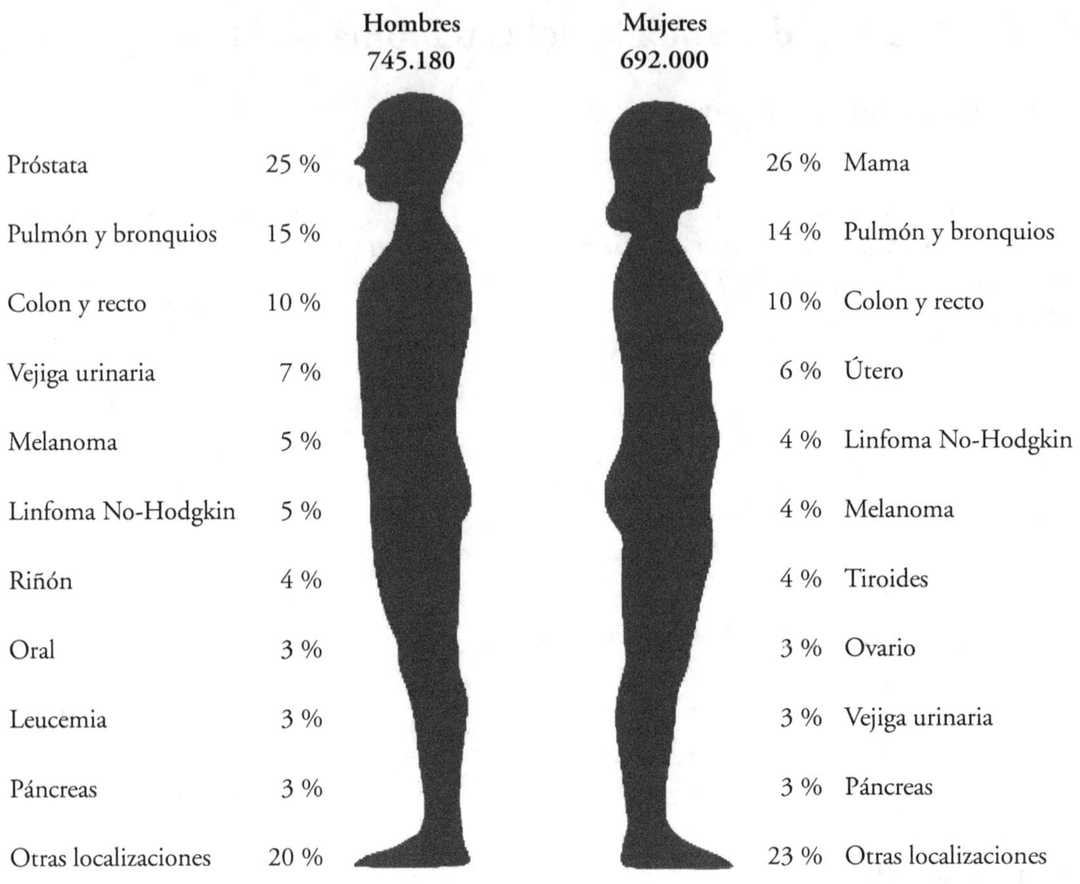

Figura 1.
Casos estimados de cáncer en EE.UU. en el año 2008 (excluye neoplasia vasocelular/epidermoide
y carcinomas in situ, *excepto vegija urinaria). Fuente: American Cancer Society, 2008.*

2 Aspectos epidemiológicos y etiológicos

2.1 Incidencia

En términos globales el carcinoma de células renales representa el 2-3 % de todos los cánceres[4] con un incremento de incidencia a nivel mundial y europeo de aproximadamente el 2-4 %.[5] Desde la perspectiva estrictamente epidemiológica se asume que el CCR es una neoplasia propia de países desarrollados, con incidencia más elevada en el sexo masculino (razón de proporción 1,5-2: 1) y máxima entre los 60 y 70 años de edad.[6]

El estudio de las causas incluye múltiples factores que gozan de niveles de evidencia científica variables y que se refieren a aspectos relacionados con el estilo de vida: el tabaquismo, la obesidad (nivel de recomendación B), la ocupación profesional y, también, ciertas comorbilidades, así como la predisposición familiar.[7-9] Desde esta perspectiva y acorde con las recomendaciones recogidas en las Guías de la Asociación Europea de Urología, la medida más eficaz para la prevención primaria del CCR sería eliminar el hábito de fumar y evitar la obesidad.[4]

En Europa, si bien no todos los países poseen un sistema homogéneo de recogida de información oncológica válida, los datos más recientes relativos al carcinoma renal en los países de la Unión Europea (UE 25) para ambos sexos informan de 63.300 casos nuevos, 26.400 muertes y una supervivencia global a cinco años en varones que alcanza al 54 % de los casos y en mujeres al 57 %.[10] En EE.UU. se estima una incidencia aproximada de nueve casos por 100.000 hab./año y en España en torno a 5,5 casos; cifras de incidencia que suponen un incremento del 126 % desde 1950, mientras que la mortalidad anual ha experimentado un ascenso en torno al 30 %.[11-12]

El incremento de la detección de tumores mediante el uso de técnicas de imagen como la ecografía y la tomografía axial computarizada (TAC), ha condicionado el diagnóstico de CCR incidentales, a menudo más pequeños, de estadio más bajo y que suponen más del 50 % de los casos.[4,13,14,15]

Una aproximación simplista al incremento de su incidencia se explicaría como consecuencia de los avances alcanzados en las técnicas de diagnóstico por imagen, concretamente ecografía y TAC. Sin embargo, no parece que este hecho sea el único responsable del incremento observado de esta patología ni tampoco de la mortalidad, ya que estos acontecimientos se han descrito en todos los modelos clínicos de enfermedad, a saber, en las formas localizadas incluso de pequeño tamaño, en las localmente avanzadas y, también, en la enfermedad metastásica; circunstancia destacada a lo largo de los últimos cincuenta años y que, además, resulta tres veces superior al incremento observado de la mortalidad.[11,12,15] Esto implica un balance favorable en términos de supervivencia, a expensas del mayor número de casos diagnosticados con mejor pronóstico; y, también, de la supervivencia más prolongada en las formas metastásicas de la enfermedad, a pesar de ser diagnosticadas con mayor frecuencia. Este peculiar comportamiento epidemiológico del CCR, en los últimos años, unido a las todavía elevadas tasas de mortalidad, constituye uno de los retos más representativos actuales de la urología oncológica.[16]

2.1.1 Mortalidad

La mortalidad asociada a la neoplasia aparece como una de las diez causas más relevantes y, concretamente, en séptimo u octavo lugar, según distintas fuentes.[17] Asimismo, en términos globales se calcula en torno al 40 %, cifra que sitúa al CCR como la neoplasia más letal de la patología urológica,[3,18] sin que en los últimos años se hayan observado cambios en la edad de máxima incidencia y mortalidad que se sitúan en torno a los setenta años (véase la figura 2).[12]

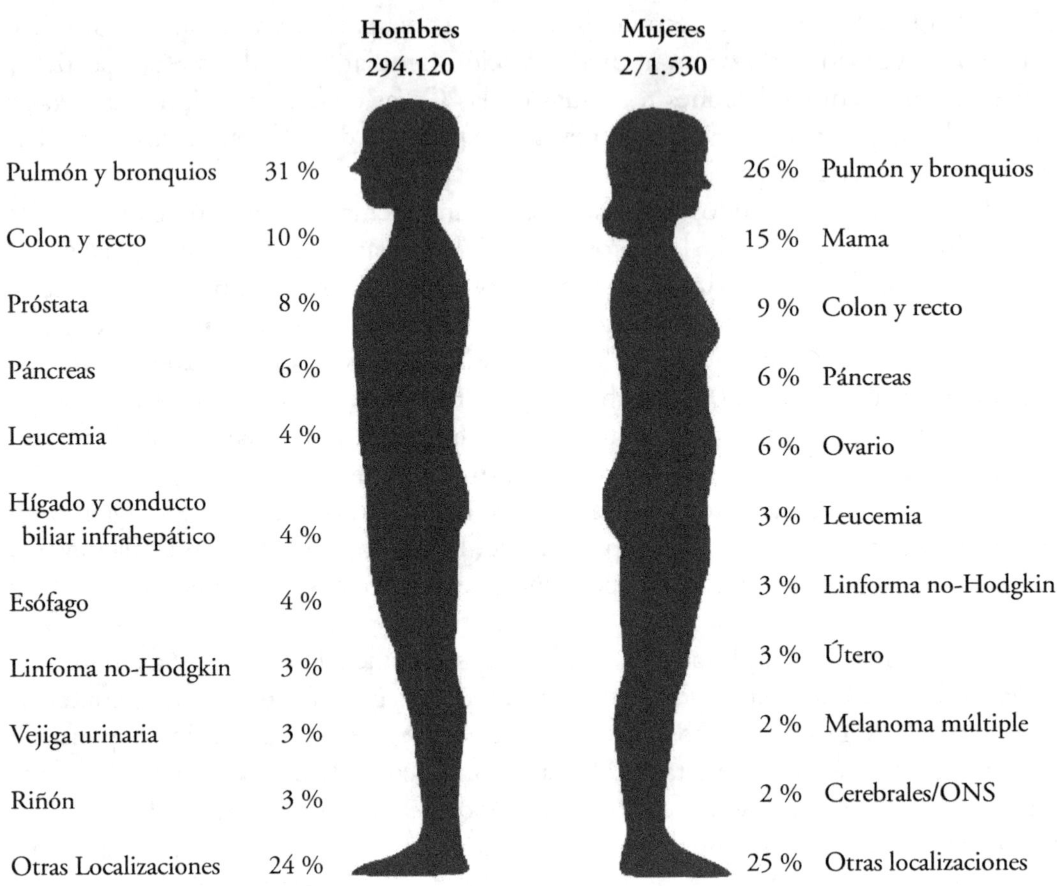

Figura 2.
Estimación de la mortalidad por cáncer en EE.UU. en el año 2008. ONS = otros sistemas nerviosos.
Fuente: American Cancer Society, 2008.

En España, los datos publicados en el año 2002 establecen que el número de pacientes que fallecieron por esta patología fue de 1.470 y la estimación de casos en una población de 90.000 habitantes a lo largo siete años se cifró en 7,21 casos por 100.000 habitantes/año.[19] Datos recientes que emanan del Centro Nacional de Epidemiología establecen una cifra de mortalidad por CCR en 2006 de 1.973 casos (1.262 hombres y 711 mujeres).[20]

2.2 Factores de riesgo

El estudio de los elementos etiológicos implicados en la epidemiología del CCR se ha visto revitalizado por el incremento de su incidencia, que, como ya quedó expresado, no se explica, exclusivamente, por el mayor número de casos diagnosticados. Este criterio se ve reforzado por las distintas incidencias que se observan en cada continente. Estas circunstancias logran que el análisis de los factores medioambientales cobre progresivo interés.

Estos factores incluyen el hábito tabáquico como uno de los agentes de riesgo con aceptación universal. Otros elementos implicados contemplan la obesidad; la exposición a determinados carcinógenos y a productos derivados del asbesto, petróleo y metales pesados; el tratamiento antihipertensivo con diuréticos y la propia hipertensión arterial crónica; la enfermedad quística renal adquirida; la enfermedad renal asociada a hemodiálisis periódicas y la esclerosis tuberosa. Existen también ciertos factores dietéticos y nutricionales a los que se les atribuye un carácter protector frente a la incidencia de esta neoplasia.

El **hábito tabáquico** como factor epidemiológico relevante se ha identificado en el 27-37 % de los casos de CCR en varones y en el 10-24 % en mujeres y guarda relación con el tiempo y con la precocidad del consumo, circunstancia que duplica el riesgo. Las evidencias científicas provienen de estudios de casos-controles y de estudios de cohortes que mayoritariamente muestran una asociación entre el cáncer de riñón y el consumo de cigarrillos. El riesgo relativo para los fumadores oscila desde 1,2 hasta 2,3 y varios de estos estudios han demostrado una relación dosis-respuesta tanto en hombres como en mujeres.[21-23] Los riesgos relativos para los fumadores excesivos se incrementan de dos a tres. La figura 3 refleja la relación probabilística (RP) de cáncer de riñón por paquete/años para un estudio con base poblacional de casos y controles de 154 pacientes con cáncer de riñón confirmado histológicamente y 157 controles en Shangai. Las personas que habían fumado alguna vez mostraron una relación probabilística de 2,3 con respecto a los que nunca habían fumado, después de ajustar por edad y educación (véase la figura 3).[23]

Un metaanálisis basado en datos procedentes de 19 estudios casos-controles y siete estudios de cohortes puso de manifiesto una reducción significativa del riesgo tras abandonar el hábito de fumar, disminuyendo en un 15 % y 30 % tras diez y quince años, respectivamente, tanto en hombres como en mujeres.[24]

Las **exposiciones laborales** como factor de riesgo de carácter ocupacional para el desarrollo de CCR también han sido objeto de especial interés; en este sentido, destaca el contacto con un disolvente, concretamente el tricloroetileno (TCE). Diversos estudios, disponibles desde el año 2000, establecen la relación entre el cáncer renal y la exposición al TCE (véase la figura 4); en concreto, dos estudios de cohortes con un gran número de casos expuestos establecieron asociaciones estadísticamente relevantes en relación con niveles elevados de exposición y con la duración de su empleo.[25,26] Estos hallazgos fueron sustentados por tres investigaciones recientes de casos y controles valorando la exposición a TCE en la industria metalúrgica en Alemania y en Francia.[27-29] Los estudios diseñados específicamente para examinar a priori la hipótesis de una asociación entre el CCR y la exposición a TCE[27,29] muestran que la intensidad de la exposición podría contribuir a la aparición de riesgos asociados a la exposición acumulativa, ya que los riesgos fueron mayores para los sujetos incluidos en la categoría de máxima exposición a TCE (OR = 2,7; del 95 % intervalo de confianza [IC], 1,1-7,1) que para aquellos con, solamente, alta

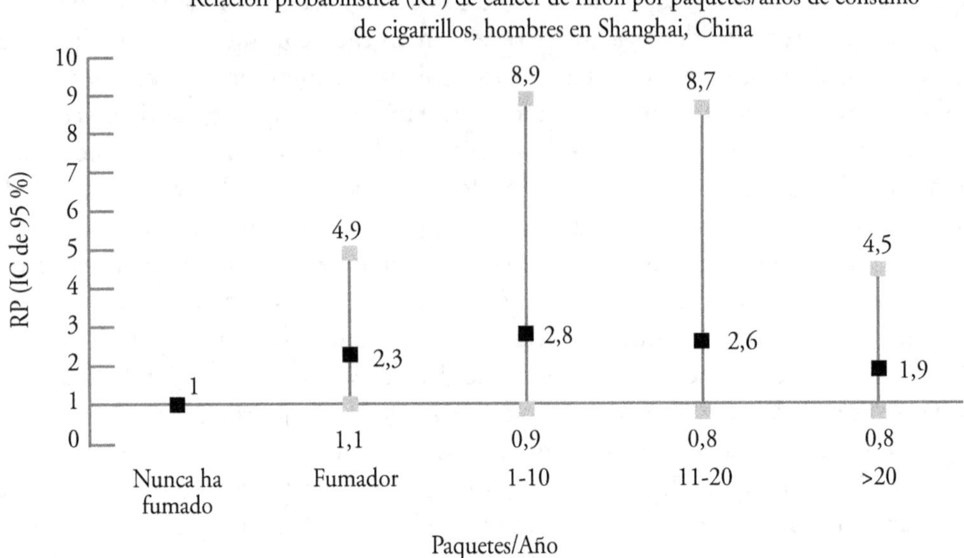

Figura 3.
Relación entre el consumo de tabaco en duración e intensidad y el riesgo de desarrollar cáncer renal.
McLaughlin y cols. 1992.

exposición acumulativa (OR = 2,2, IC 95 %, 1,0-4,6) y siempre en comparación con sujetos no expuestos.

Otras exposiciones laborales planteadas se relacionan con las fibras del asbesto, amianto, cadmio, hierro, petróleo etc., pero, en general, la consistencia de estas observaciones y conclusiones de los estudios en lo que se refiere a dosis, tiempo y tipo de exposición así como la información que proviene de la metodología del metaanálisis son débiles e insuficientes como para otorgar a una determinada exposición laboral la categoría de implicación con valor epidemiológico y, por tanto, de cáncer ocupacional.

La relevancia de la **obesidad** (interpretada como el peso total o bien como el índice de masa corporal) como factor de riesgo es relativamente reciente y en la gran mayoría de los estudios se puso de manifiesto algún tipo de relación positiva. Así, se estimó que el incremento del riesgo relativo asociado a este factor era del 1,07 por unidad de aumento en el índice de masa corporal. La información relativa a esta relación epidemiológica entre ambos factores (y en particular la que proviene de estudios prospectivos) en contraste con otros elementos de riesgo, no se modifica ni con las áreas geográficas de procedencia de los estudios, ni con el sexo de la población estudiada.[30,31]

Algunos autores defienden como hipótesis un incremento paralelo entre las tasas de obesidad de la población general y las de incidencia del CCR y en base a esta idea establecen que hasta cifras del 30-40 % de los CCR podrían relacionarse con los cambios ponderales. En este mismo sentido, como mecanismos íntimos relacionados con esta aso-

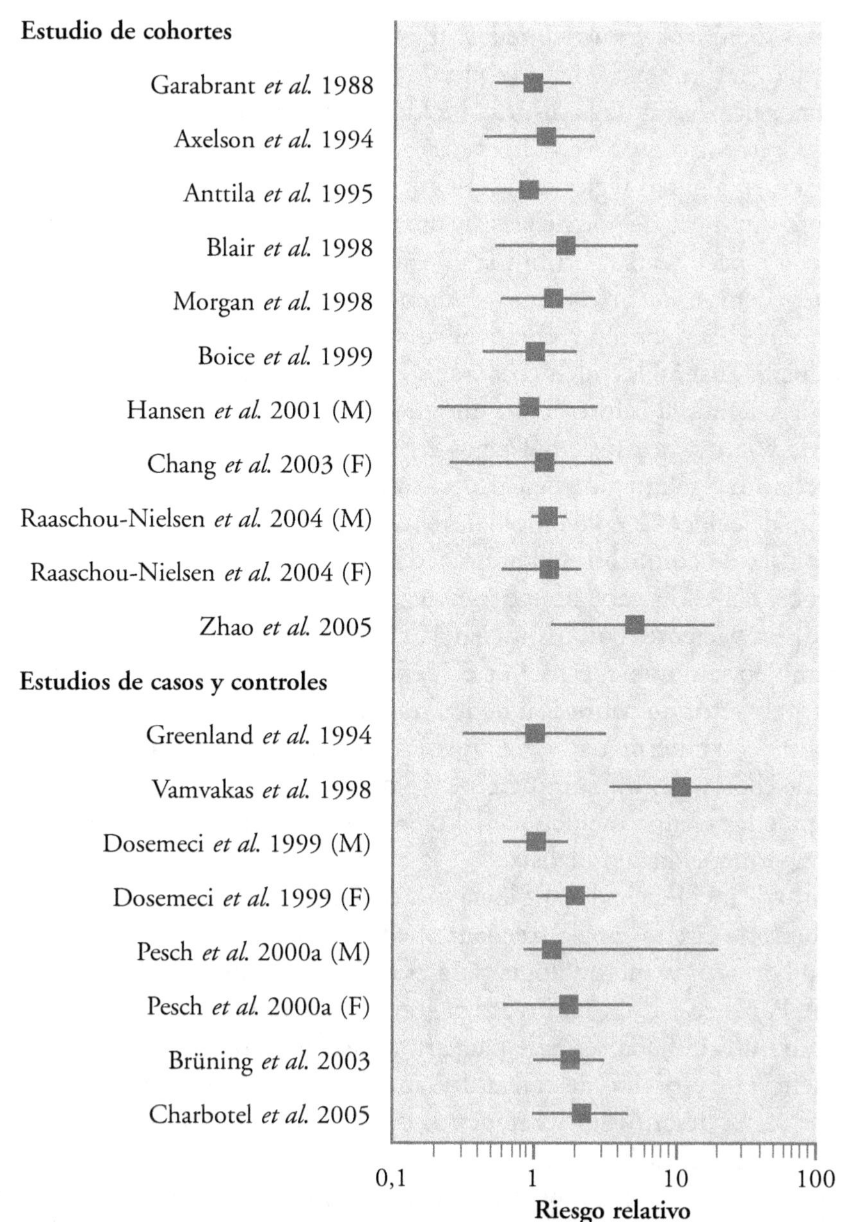

Figura 4.
Estudios de casos-controles y cohortes que relacionan exposición al TCE y riesgo de cáncer renal.
(M) grupos masculinos, (F) grupos femeninos.

ciación, se han invocado factores hormonales (estrógenos e insulina, por ejemplo) y el papel de determinados factores de crecimiento tisular como el insulínico tipo 1 (IGF-1) con frecuencia sobreexpresado en el RCC y al que algunos autores le atribuyeron la característica de ser un factor pronóstico independiente.[9,31,32]

Los factores **dietéticos y nutricionales,** al igual que en otras muchas formas y localizaciones de patología tumoral, se han implicado en la aparición de los CCR. El argumento más sólido para ello deriva de la distinta incidencia según las áreas geográficas; de hecho, la enfermedad es entre cinco y ocho veces menos frecuente en Asia y África que en Norteamérica o en algunas regiones de la Unión Europea. Lo cierto es que se ha identificado un elevado número de potenciales agentes etiológicos de esta naturaleza, pero ninguno con carácter específico para atribuirle un carácter preferencial como responsable de los CCR, ya que, además, su correlación y diferenciación con el factor obesidad es muy difícil de establecer.[23] Ejemplos representativos son los alimentos fritos, las carnes muy braseadas, los productos lácteos, las salchichas y en general las dietas muy ricas en grasas y proteínas; pero, en general, la información que proviene de estudios casos-controles es muy contradictoria y la traslación de hallazgos en animales de experimentación, difícil.[18,33,34] Respecto al consumo mantenido de café, té y otras bebidas se puede expresar que no existe ningún tipo de evidencia epidemiológica en relación con la incidencia de CCR.[9]

En el capítulo de **comorbilidades** asociadas, como factores de riesgo, al incremento de la incidencia del CCR cabe destacar básicamente la asociación a la enfermedad quística adquirida en pacientes con insuficiencia crónica terminal y en programas de hemodiálisis y, también, aunque con menor evidencia científica, la relación con la hipertensión arterial y el factor de confusión de los tratamientos antihipertensivos.

En pacientes con enfermedad renal quística adquirida en hemodiálisis, presente entre el 30-50 % de ellos, se estima un incremento del riesgo para el desarrollo de CCR cuya traducción práctica es una incidencia del 6 % y que, además, aumenta en relación con el tiempo de permanencia en diálisis.[35]

El aumento de incidencia de patología tumoral maligna en pacientes sometidos a trasplante renal es una circunstancia frecuentemente recogida en la literatura; no obstante, como refiere Porta C, la metodología para el estudio de este dato ha acusado ciertas limitaciones.[36] Por otro lado, una investigación canadiense con base poblacional y largo seguimiento en una elevada serie de pacientes trasplantados renales puso de manifiesto que la incidencia de este tipo de cáncer fue más elevada que en la población de referencia. También se ha descrito un incremento del riesgo en relación con la incidencia de CCR en pacientes con esclerosis tuberosa.[18,34]

La relación del CCR con la **hipertensión arterial y los tratamientos** consecuentes es difícil de estudiar desde la perspectiva epidemiológica. Y es que el efecto de los diuréticos pierde evidencia en los estudios multivariantes y, además, la hipertensión por sí misma condiciona un riesgo relativo que varía entre 1,3-2.[6] Los mecanismos implicados en este incremento del riesgo todavía no están definitivamente dilucidados, si bien se estima que presupone la existencia de lesiones tubulares estructurales inducidas por la propia hipertensión.

Los **factores protectores** frente al desarrollo del CCR también han sido objeto de estudio y en este sentido es oportuno establecer que en un estudio reciente se relaciona al **consumo de alcohol** con una disminución del riesgo de CCR.[37] Sin embargo, en base a que la mayoría de las reducciones del riesgo se observó en el cuartil más alto del consumo de alcohol, estos datos deberían interpretarse con cautela. La mencionada asociación, no obstante, adquiere mayor relevancia cuando el análisis del riesgo de parecer un CCR tras el consumo total de alcohol (tras un análisis multivariante con varios conocidos o presuntos factores de confusión, que proporcionan un apoyo para una verdadera asociación positiva) persistía después del control de factores de riesgo sospechosos o independientes establecidos para el CCR, tales como el tabaquismo, el índice de masa corporal y las cifras de tensión arterial.

Debido a que el consumo de alcohol es deletéreo para una serie de cánceres, particularmente entre los fumadores, estos resultados deben interpretarse con cautela. Se necesitan estudios adicionales para consolidar el alcohol como un estable y verdadero factor epidemiológico relacionado con la incidencia del CCR.

Los datos de estudios de cohorte sobre la asociación del consumo de alcohol con el CCR son limitados. Los estudios de cohortes publicado en los años setenta informaron de que no existía ninguna asociación entre el consumo de alcohol y la mortalidad por CCR; sin embargo, estas investigaciones se habían diseñado para poblaciones de pacientes alcohólicos, y sus conclusiones se basaban en un pequeño número de casos.[38-41] En un estudio posterior, basándose en una cohorte de 8.340 hombres y 1.013 mujeres con diagnóstico de alcoholismo, que tuvieron un promedio de seguimiento de ocho años, se comunicó que no existía asociación entre el consumo de alcohol y el riesgo de CCR.[42] Un total de ocho estudios de casos y controles[23,43-49] han informado sobre la asociación alcohol-CCR, seis[23,43-46,49] no encontraron ninguna asociación, mientras que dos grandes investigaciones[47,48] informaron de que el consumo de alcohol se asoció con una reducción significativa del riesgo de CCR en mujeres, pero no en hombres. Por otra parte, en un estudio mucho más reciente, otro grupo de investigadores, usando datos de una gran cohorte de mujeres de Iowa, informaron de una reducción del riesgo de cáncer de riñón asociado al consumo de alcohol.

Otros factores protectores relacionados con los aspectos dietéticos y nutricionales se refieren al efecto beneficioso del consumo de frutas, vegetales, alimentos ricos en carotenos, suplementos de calcio y algunas vitaminas como C y E.[51,52] Además, el consumo de determinados vegetales resultó ser más favorable para la población femenina.[50,51]

También, entre los factores protectores frente al desarrollo del CCR, se mencionó la actividad física, observación que procede de dos estudios recientes en los que se analizó la posible relación entre las actividades de carácter recreativo y la incidencia de CCR; en la población evaluada en un estudio de casos y controles se observó que la incidencia de CCR fue menor en la población en la que dichas actividades eran más manifiestas en términos de intensidad; el efecto fue similar en ambos sexos.[52,53]

2.3 *Predisposición familiar al CCR (CCR hereditario)*

La predisposición familiar para desarrollar un CCR se relaciona con determinados síndromes hereditarios a partir de cuyo estudio se está avanzando significativamente en los aspectos genéticos y moleculares de esta patología que progresivamente se van caracterizando mejor y cuya extrapolación a los tumores esporádicos posee indudable relevancia. Actualmente se acepta que la incidencia de CCR hereditarios ocurre en un 4 % de casos.[18]

Los síndromes de CCR familiar, actualmente bien caracterizados, son la enfermedad de Von Hippel-Lindau, el CCR papilar hereditario tipo I y II, el síndrome de Birt-Hogg-Dubbé y la leiomiomatosis hereditaria. La trascendencia epidemiológica del reconocimiento de estos síndromes se desprende de sus características genéticas y moleculares. En todas ellas se ha descrito un patrón de transmisión genética de carácter autosómico dominante y con alteraciones genéticas que, además, en el caso de la enfermedad de Von Hippel-Lindau es también diferencial en el gen *VHL* y donde la afectación renal es la más característica entre las de localización visceral.[54,55]

En estos síndromes hereditarios, el estudio de los factores de riesgo analizados en el presente capítulo no comporta ningún significado especial; sin embargo, la contribución a la carcinogénesis de la enfermedad y su repercusión terapéutica es determinante, ya que supone el pilar de la incorporación de las moléculas identificadas como nuevas dianas terapéuticas. La predisposición genética, al igual que el estudio de los factores de riesgo, es, por tanto, un elemento clave en la percepción de la enfermedad y en las actuales estrategias diagnósticas y terapéuticas de vanguardia.

2.4   Aproximación epidemiológica en España

En nuestro país la atención a los aspectos epidemiológicos del cáncer renal ha sido muy escasa.[11,19] No obstante, es lógico pensar que el interés aumentará en un futuro cercano, en base a las crecientes evidencias científicas y a los cambios que se están produciendo en la percepción de esta enfermedad tumoral, sobre todo en cuanto a las estrategias terapéuticas actuales.

La disponibilidad de datos epidemiológicos reales de una determinada patología, además de su indudable interés intrínseco (incidencia, factores de riesgo, geografía, temporalidad, etc.), posee también la ventaja de proporcionar información adecuada para la planificación de los recursos asistenciales y sociosanitarios que de ellos se derivan. Con esta filosofía, y con la intención de valorar los cambios conceptuales y de percepción clínica que se están produciendo en torno a esta enfermedad, se promovió una modesta iniciativa cuyo objetivo era disponer de un estudio epidemiológico transversal (EPICARE) que contribuyera a caracterizar el perfil del paciente con carcinoma renal avanzado (CCR) y recoger la experiencia terapéutica actual. Se reclutaron pacientes mayores de 18 años con CCR avanzado que acudían a consulta durante un período de seis meses y se recogieron datos de su historia clínica, características del tumor, patología y tratamientos concomitantes. Entre los factores de riesgo registrados se incluyeron: tabaquismo, obesidad, hipertensión, edad, diálisis crónica, antecedentes familiares, sedentarismo y exposiciones ocupacionales. Los datos definitivos de este análisis todavía no están disponibles, pero los preliminares recogen la experiencia multicéntrica sobre 183 pacientes evaluables de los cuales el 69,8 % eran hombres y donde la mediana de edad era de 67 años; la procedencia de los pacientes fue en el 42 % de los casos la atención primaria y en el 88,9 % se había efectuado nefrectomía radical del tumor primario. El tumor mayoritario fue el CCR de células claras (94,2 %) en estadios IV (62,1 %) y III (30,1 %), y la identificación de factores de riesgo más frecuentes fueron tabaquismo (59,6 %), edad avanzada (50-70 años; 45,6 %) e hipertensión (32,8 %).[56] Es obvio que el estudio posee un alcance limitado, ya que además se refiere a estadios de la enfermedad concretos, pero, todavía esperando los datos definitivos, su importancia no es otra que la de poner de manifiesto la importancia de disponer de datos epidemiológicos que ayuden a adoptar decisiones clínicas y terapéuticas que no estén basadas solamente en el empirismo y en las percepciones personales.

BIBLIOGRAFÍA

1. Kovacs G, Akhtar M, Beckwith BJ *et al.* The Heidelberg classification of renal cell tumours. J Pathol 1997; 183: 131.

2. Jemal A, Siegel R, Ward E *et al.* Cancer statistics. CA Cancer J Clin 2008; 58: 71.

3. Lipworth P, Tarone RE, McLaughlin JK. The epidemiology of renal cell carcinoma. J Urol 2006; 176: 2353.

4. Ljungberg B, Hanbury DC, Kuczyk MA *et al.* Renal cell carcinoma guideline. Eur Urol 2007; 51: 1502.

5. McLaughin Jk, Lipworth L. Epidemiological aspects of renal cell cancer. Semin Oncol 2000; 27: 115-23.

6. Chow Wh, Devesa SS, Warren J, Fraumeni JF. Rising incidence of renal cell cancer in the United States. JAMA 1999; 281: 1628-631.

7. Bergstrom A, Hsieh CC, Lindblad P *et al.* Obesity and renal cell cancer a quantitative review. Br J Cancer 2001; 85: 984.

8. Pischon T, Lahmann PH, Boeing H *et al.* Body size and risk of renal cell carcinoma in the European Prospective Investigation into Cancer and Nutrition (EPIC). Int J Cancer 2006; 118: 728.

9. Dothe R, Thiounn N, Debre B, Vidal-Trecan G. Riks factors for adult renal cell carcinoma. Urol Clin North Am 2004; 31: 237-47.

10. Ferlay J, Autier P, Boniol M, Heanue M, Colombet M, Boyle P. Estimates of the cancer incidence and mortality in Europe in 2006. Ann Oncol 2007; 18(3): 581-82.

11. Gímenez JM *et al.* Incidencia creciente en el carcinoma de células renales. Actas Urol Esp 2006; 30: 295.

12. Pantuck AJ, Zisman A, Belldegrun AS. The changing natural history of renal cell carcinoma. J Urol 2001; 166: 1611.

13. Kato M, Suzuki T, Suzuki Y *et al.* Natural history of small renal cell carcinoma: evaluation of growth rate, histological grade, cell proliferation and apoptosis. J Urol 2004; 172: 863.

14. Patard JJ, Rodríguez A, Rioux-Leclercq N *et al.* Prognostic significance of the mode of detection in renal tumours. BJU Int 2002; 90: 358.

15. Ficarra V, Player-Galletti T, Novella G *et al.* Incidental deteccion beyond pathological factors as prognosis predictor of renal cell carcinoma. Eur Urol 2003; 43: 663-69.

16. Carballido J, Martínez-Ballesteros C. El carcinoma renal cambia de imagen. Cuadernos de Urología 2008; 53: 13-22.

17. Parkin C, Whelean SL, Ferlay J, Teppo D. Cancer incidence in five continents. IARC Scientific Publication N.º 155. International

Agency for Research on Cancer, Lyon, France 2002.

18. Campbell SC, Novick AC, Bukowski RM. Renal tumours. En: Campbell - Walsh Urology 9th Ed. Philadelphia ed. Edited by SC. Campbell and PC. Walsh. Philadelphia: Saunders 2007; Section XII, Ch. 47: 1567-637.

19. Santos D, de Castro F, Valer MP y cols. Carcinoma renal de células claras. Análisis de incidencia y supervivencia en un área sanitaria de 90.000 habitantes. Arch Esp Urol 2006; 59: 233-37.

20. Centro Nacional de Epidemiología. Instituto de Salud Carlos III. www.isciii.es.

21. Krieger N, Marrett LD, Dodds L. Risk factors for renal cell carcinoma: results of a population-based case-control study. Cancer Causes and Control 1993; 4: 101.

22. McCredie M, Stewart JH. Risk factors for kidney cancer in New South Wales I. Cigarette smoking. Eur J Cancer 1992; 28A: 2050.

23. McLaughlin JK, Gao YT, Gao RN *et al.* Risk factors for renal cell cancer in Shanghai, China. Int J Cancer 1992; 52: 562.

24. Hunt JD, van der Hel OL, Mc Millan Gp *et al.* Renal cell carcinoma in relation to cigarette smoking. Int J Cancer 2005; 114: 101-08.

25. Raaschou-Nielsen O, Hansen J, McLaughlin JK *et al.* Cancer risk among workers at Danish companies using trichloroethylene: a cohort study. Am J Epidemiol 2003; 158: 1182.

26. Zhao Y, Krishnadasan A, Kennedy N *et al.* Estimated effects of solvents and mineral oils on cancer incidence and mortality in a cohort of aerospace workers. Am J Ind Med 2005; 48: 249.

27. Bruning T, Pesch B, Wiesenhutter B *et al.* Renal cell cancer risk and occupational exposure to trichloroethylene: results of a consecutive case-control study in Arnsberg, Germany. Am J Ind Med 2003; 43: 274.

28. Pesch B, Haerting J, Ranft U *et al.* Occupational risk factors for renal cell carcinoma: agent-specific results from a case-control study in Germany. MURC Study Group. Multicenter urothelial and renal cancer study. Int J Epidemiol 2000; 29: 1014.

29. Charbotel B, Fevotte J, Hours M *et al.* Case-control study on renal cell cancer and occupational exposure to trichloroethylene. Part II: Epidemiological aspects. Ann Occup Hyg 2006; 50: 777.

30. Bergston A, Hsieh CC, Lindbal P, Lou CM, Cook NR, Wolq NR. Obesity and renal cell cancer a quantitative review. Br J Cancer 2001; 85: 984-90.

31. Calle EE, Kaaks R. Overweight, obesity and cancer: epidemiological evidence and proposed mechanisms. Nat Rev Cancer 2004; 4: 579-91.

32. Rasmusson T, Grankvist K, Jacobsen J, Olsson T, Ljungberg B. Serum insuline-like growth factor 1 is an independent predictor of prognosis in patients with renal cell carcinoma. Acta Oncol 2004; 43: 744-48.

33. Wolq A, Lindbal P, Adami HO. Nutrition and renal cell cancer. Cancer Causes Control 1996; 7: 5-18.

34. Rubaggotti A, Martorana G, Boccardo FM. Epidemiology of kidney cancer. Eur Urol sspp 2006; 5: 558-65.

35. Satoh S, Tsuchiya N, Habuchi T *et al.* Renal cell and transitional cell carcinoma in Japanese population undergoing maintenance dialysis. J Urol 2005; 174: 1479-753.

36. Porta C, Paglino C, Imariso I. Epidemiology and risk factros for renal cell carcinoma. In recent advances in renal cell carcinoma. Bellmunt (Ed.). J. Permanyer Publications 2008; 1: 1-12.

37. Mahabir S, Leitzmann MF, Virtanen MJ *et al.* Prospective study of alcohol drinking and renal cell cancer risk in a cohort of finnish male smokers. Cancer Epidemiol Biomarkers Prev 2005; 14: 170.

38. Jensen OM. Cancer morbidity and causes of death among Danish brewery workers. Int J Cancer 1979; 23: 454.

39. Monson RR, Lyon JL. Proportional mortality among alcoholics. Cancer 1975; 36: 1077.

40. Pell S, D'Alonzo CA. A five-year mortality study of alcoholics. J Occup Med 1973; 15: 120.
41. Schmidt W, De Lint J. Causes of death of alcoholics. Q J Stud Alcohol 1972; 33: 171.
42. Adami HO, McLaughlin JK, Hsing AW *et al.* Alcoholism and cancer risk: a population-based cohort study. Cancer Causes Control 1992; 3: 419.
43. Benhamou S, Lenfant MH, Ory-Paoletti C *et al.* Risk factors for renal-cell carcinoma in a French case-control study. Int J Cancer 1993; 55: 32.
44. Brownson RC. A case-control study of renal cell carcinoma in relation to occupation, smoking, and alcohol consumption. Arch Environ Health 1988; 43: 238.
45. Kreiger N, Marrett LD, Dodds L *et al.* Risk factors for renal cell carcinoma: results of a population-based case-control study. Cancer Causes Control 1993; 4: 101.
46. Maclure M, Willett W. A case-control study of diet and risk of renal adenocarcinoma. Epidemiology 1990; 1: 430.
47. Parker AS, Cerhan JR, Lynch CF *et al.* Gender, alcohol consumption, and renal cell carcinoma. Am J Epidemiol 2002; 155: 455.
48. Wolk A, Gridley G, Niwa S *et al.* International renal cell cancer study. VII. Role of diet. Int J Cancer 1996; 65: 67.
49. Yu MC, Mack TM, Hanisch R *et al.* Cigarette smoking, obesity, diuretic use, and coffee consumption as risk factors for renal cell carcinoma. J Natl Cancer Inst 1986; 77: 351.
50. Nicodemus KK, Sweeney C, Folsom AR. Evaluation of dietary, medical and lifestyle risk factors for incident kidney cancer in postmenopausal women. Int J Cancer 2004; 108: 115.
51. Lindbal P, Wolq A, Bergstrom R, Adami HO. Diet and risk of renal cell cancer: a population based case control study. Cancer Epidemiol Biomark Prevent 1997; 6: 215-23.
52. Hu J, Mao Y, Whiote K *et al.* Diet and vitamin or mineral suplements and risk of renal cell carcinoma in Canada. Cancer Causes Control 2003; 14: 705-14.
53. Meneses RJ, Tomlinson G, Kreiger N *et al.* Physical activity and risk of renal cell carcinoma. Int J Cancer 2003; 107: 642-46.
54. Linehan WM, Pinto PA, Srinivasasn R, Merino M *et al.* Identification of the genes for kidney cancer: Opportunity for disease-specific targeted therapeutics. Clin Cancer Res 2007; 13(2 Suppl): 671-79.
55. Maranchie JK, Afonso A, Albert P *et al.* Solid renal tumor severity in von Hippel-Lindau disease is related gremline deletion length and location. Hum Mutat 2004; 23: 40-6.
56. Carballido J. Caracterización epidemiológica del carcinoma renal avanzado. Resultados preliminares en España. Act Urol Esp 2008; 32(supp): 61.

Capítulo 3. Factores pronóstico

R. A. Medina

Unidad Urología Oncológica
UGC Urología-Nefrología
Hospital Universitario Virgen del Rocío
Sevilla

Dirección para correspondencia
R. A. Medina
Hospital Universitario Virgen del Rocío
rantonio.medina.sspa@juntadeandalucia.es

1   Introducción

Uno de los aspectos a destacar del cáncer renal es el hecho de que el 30 % de los casos sean diagnosticados en estadios metastásicos[1] y que de los pacientes sometidos a tratamiento quirúrgico en estadios localizados, el 30 % desarrollarán metástasis a lo largo de su evolución. A esto, y como hemos visto en los capítulos anteriores, podemos sumar la diversidad morfológica de las neoplasias renales, llegando a plantearse la existencia de una gran variedad de entidades bajo el concepto de carcinoma renal (CR), con un comportamiento biológico diferente cada una de ellas y con base citogenética individual.[2]

Globalmente, según el estudio EROCARE-4, desarrollado en Europa y publicado recientemente, el CR muestra una supervivencia a los cinco años del 59,2 %.[3]

En este contexto, podemos decir que la identificación de nuevos marcadores que aporten información sobre el pronóstico y respuesta a los diferentes tratamientos ayudaría a plantear la estrategia terapéutica más apropiada en cada caso, dirigir futuros tratamientos y desarrollar esquemas específicos de seguimiento para nuestros pacientes.

Los diferentes factores pronósticos estudiados hasta el momento podemos clasificarlos en cuatro grupos:[4,5] anatómicos, clínicos, histológicos y moleculares. A muchos de estos factores, dadas las evidencias disponibles, se les ha podido asignar un grado de recomendación (véase la tabla I).[6]

	Pronóstico desfavorable	Grado de recomendación
Estadio tumoral	↑ Estadio	B
	↑ Tamaño	B
	N+	B
Performance status	Disminuido	B
Enfermedad metastásica	↑ Número metástasico	B
	Metástasis hepática	C
Síntomas	Síntomas sistémicos	C
	Presentación sintomática	D
Grado histológico	Grados altos	C
Morfometría nuclear	Anormal	C
Subtipo histológico	Convencional	C
Invasión vascular	Presente	C
Infiltrado linfocítico	Presente	D
Vascularización	Aumentada	D
Marcadores de proliferación	Aumentados	D
Índice de apoptosis	Reducido	D
Índice hematológico	↓ Hemoglobina	C
	↑ Neutrófilos	C
	↑ Plaquetas	D
Tratamiento recibido	No nefrectomía	C
	No inmunoterapia	D

Tabla I.
Grados de recomendación de diferentes factores pronósticos
según el Oxford Centre for Evidence-Based Medicine Levels of Evidence, 2001.

2 Factores pronóstico anatómicos

Incluimos en este grupo aquellos factores directamente relacionados con el tamaño tumoral y su extensión, tanto local, ganglionar, vascular, y/o metastásica.

En relación al ***estadio tumoral***, obviamente, los pacientes con CR órgano-confinados presentan mejor pronóstico en relación a los que sufren enfermedad diseminada. Evaluando la implicación pronóstica del estadiaje establecido por la clasificación TNM,[7] observamos que la supervivencia cáncer-específica se encuentra significativamente relacionada con él, siendo para el estadio I a los cinco años del 94 %, 74 % para el II, 67 % para el III y 32 % para el estadio IV.[8]

La discrepancia de esta clasificación para el tamaño tumoral en comparación con estudios más recientes y la importancia de la existencia de trombo tumoral, afectación adrenal, ganglionar, perirrenal y de la grasa del seno, así como el hecho de no incluir otros factores, clínicos e histológicos, vitales para el pronóstico, ha provocado diferentes críticas a este sistema y a sus implicaciones pronósticas, proponiendo su reevaluación. [9,10]

Otro factor a tener en cuenta dentro de este grupo es el *tamaño tumoral.* Siguiendo lo establecido en la clasificación TNM 2002, el límite de 4 cm clasificará al tumor como T1a o T1b, con las correspondientes implicaciones en las decisiones quirúrgicas y de seguimiento posterior, dado que la seguridad y eficacia de la cirugía ahorradora de nefronas, según estudios multicéntricos, parece demostrada para tumores menores de 4 cm.[11] Existe un estudio de validación con 2.746 pacientes que establece diferencias de supervivencia cáncerespecífica a los cinco años en relación al tamaño tumoral, situándola en el 97 % para los T1a (< 4 cm), 87 % para los T1b (4-7 cm) y 71 % para los T2 (> 7 cm).[12, 13]

Sin embargo, hay grupos que abogan por elevar el límite del tamaño tumoral de 4 hasta 7 cm, para indicar cirugía conservadora en base a la ausencia de diferencias pronósticas significativas. Un trabajo que incluía 932 pacientes con CR entre 4 y 7 cm sometidos a tratamiento quirúrgico, no mostró diferencias estadísticamente significativas entre los pacientes sometidos a cirugía conservadora o radical, por lo que defiende que la cirugía conservadora en pacientes con este tamaño tumoral no empeora el pronóstico.[14]

Ficarra *et al.*, en base a implicaciones pronósticas, proponen situar el corte en 5,5 cm, dadas las diferencias encontradas, estadísticamente significativas, en la supervivencia específica a los cinco y diez años, que resultaron ser del 93,2 % y 87,9 %, respectivamente para los ≤5,5 cm, y del 79,95 y 73,5 % para los > 5,5 cms (p < 0,0001).[15,16]

En nuestro país, encontramos igualmente disparidad en los resultados publicados. Existen grupos que en el análisis de su serie no encuentran diferencias en la supervivencia entre los T1a/b y los T2, situándolas entre el 95 y 100 % a los cinco años.[17,18] Por el contrario, otros sí aprecian diferencias significativas, con una supervivencia a los cinco años entre el 95 y 100 % para los T1a, 87 % para los T1b y del 66- 79,9 % para los T2.[19,20]

En líneas generales, en estudios multivariantes el tamaño tumoral suele mostrarse como una variable pronóstica independiente.[21]

Es evidente que el *grado de extensión* del CR compromete su pronóstico. Múltiples estudios muestran datos sobre las diferencias pronósticas en relación a la afectación de la cápsula renal, del sistema colector, de la grasa perirrenal/glándula suprarrenal (T3a), vascular (T3b-c) o ganglionar (N1-2).

Un análisis multivariante, publicado en 2007,[22] analiza la influencia pronóstica de la *afectación de la cápsula/sistema colector* en los tumores en estadio I y II en una serie de 519 casos, llegando a la conclusión de que la afectación de la cápsula renal (invasión pero sin penetración) y del sistema colector son factores pronósticos independientes, hasta tal punto que cuando existe alguna de ellas la supervivencia de los T1N0M0 y los T2N0M0 no alcanzan diferencias significativas en relación a los T3aN0M0. Analizando la invasión capsular, la proporción de pacientes libres de enfermedad a los cinco años varía del 75,6 % de aquellos que la presentan, al 86,9 % en los que se encuentran libres de ella. En cuanto a la afectación del sistema colector, esta proporción varía del 56,9 % en los que la sufren, al 86,3 % en los que no está presente.

Analizados de forma global, la supervivencia de los CR T3a *(afectación grasa perirrenal/glándula suprarrenal)* se sitúa según diferentes grupos entre el 50-75 % a los cinco años.[13,17] Han *et al.*, en un estudio realizado en 1.087 pacientes intervenidos, donde analizan por separado la supervivencia de los CR con afectación o no de la glándula suprarrenal, muestran que dicha afectación ensombrece significativamente el pronóstico, encontrando una supervivencia a los cinco años del 36 % para los casos con afectación de la grasa, reduciéndose al 0 % en los casos con afectación adrenal.[23]

En relación al pronóstico debemos diferenciar la *invasión vascular* en micro o macroscópica.

La existencia de *invasión microscópica* se muestra como un factor pronóstico independiente desfavorable.[21,24,25,26,27] Posee un pronunciado efecto negativo sobre el período libre de recurrencia, incluso en los pacientes con estadios bajos, pudiendo, en estos casos, descender la supervivencia a los cinco años desde el 90 % de aquellos que no la presentan hasta el 45 % de los que la poseen.

Según el estudio de Van Poppel *et al.*[24] el 28,3 % de los pacientes con CR incluidos en su serie, presentaban invasión microscópica vascular; de ellos el 39,2 % presentaron progresión de la enfermedad, con un intervalo libre de 72 meses. De los casos sin invasión vascular, sólo el 6,2 % experimentaron progresión, con un intervalo libre de 160 meses.

En relación al desarrollo de metástasis, un 50 % de los afectados por invasión microvascular la desarrolló frente al 5 % de los casos con ausencia de la misma.[27]

La *afectación vascular macroscópica* viene dada por la tendencia del CR a crecer intraluminalmente en el sistema venoso, fundamentalmente hacia la vena renal y cava inferior. Puede afectar en torno al 10 % de los casos al diagnóstico,[28,29] y su existencia se ha asociado a mayor recurrencia y disminución de la supervivencia tras la cirugía, aunque existen publicaciones a favor y en contra de esta afirmación.

De esta forma, Kim *et al.* muestran que, a los tres años, el 78 % de los casos sin afectación vascular sometidos a nefrectomía se encontrarían libres de enfermedad, frente al 60 % de los que presentaban trombo en vena renal; el 46 % si afectaba la cava infradiafragmática y el 34 % si presentaban trombo en cava supradiafragmática y se realizó cirugía sobre el mismo.[28]

Por otro lado, un reciente estudio publicado por Lambert *et al.* muestra ausencia de significación estadística en la supervivencia cáncer-específica a los cinco años en relación al nivel del trombo. La mayor diferencia la marcaría la existencia o no de metástasis asociadas, con una buena supervivencia a los cinco años tras el tratamiento quirúrgico (60,3 % frente al 10 % sin o con metástasis, respectivamente).[30] En esta misma línea, Boorjian *et al.* comunican una supervivencia a los cinco años del 44,6 % en los pacientes con trombo en vena renal/cava infradiafragmática (T3b) y del 47,4 % en los que presentaban trombo supradiafragmático.[31]

Muy probablemente, estos resultados tengan una estrecha relación con la experiencia del equipo en esta compleja cirugía y siempre en ausencia de invasión de la pared vascular por el trombo, dado que este hecho empobrecería el pronóstico descrito.[32]

La *afectación ganglionar* produce indudablemente impacto en la supervivencia de los pacientes afectos de CR. La incidencia de ganglios positivos (N1-2) aumenta con el estadio pT, y se asocia con metástasis a distancia y afectación venosa.[33]

Trabajos clásicos, como el de Giberti *et al.*, comunican una alta supervivencia en los CR N+, basándose en la linfadenectomía sistemática. Con ella, consiguen una supervivencia en los N+ M0 sin afectación vascular del 53 % a los cinco años, 39 % a los diez años y 16 % a los veinte años.[34] Otras publicaciones no conceden una supervivencia mayor al 10 % a los cinco años a estos pacientes.[35]

En 2007 fue publicado un análisis multivariante que incluía 171 pacientes con CR N+ sin metástasis tratados con cirugía, encontrando una supervivencia al año, dos, cinco, diez y quince años del 71,4 %, 51,6 %, 39,3 %, 30,5 % y 27,5 %, respectivamente, cifras francamente inferiores a las que presentan los pacientes sin afectación ganglionar[36] y sin metástasis que podrían ser encuadrados en un grupo pronóstico de riesgo intermedio.

Por último, cabe señalar que la existencia de *metástasis a distancia* se establece como el peor factor pronóstico. La supervivencia cáncer-específica se situaría entre el 5-10 % a los cinco años y el 0-7 % a los diez años.[37]

3   Factores clínicos

En este grupo de factores se incluyen un gran número de variables no anatomopatológicas, que van desde la esfera de la sintomatología y características del paciente, hasta multitud de parámetros analíticos.

En relación a la *forma de presentación*, en la actualidad y fundamentalmente debido a la evolución de las técnicas de imagen, el diagnóstico de CR se realiza de forma incidental en torno al 40 % de los casos.[17,38]

Los tumores diagnosticados de forma incidental presentan una mayor supervivencia: 81 %-97 % vivos a los cinco años frente al 65-75 % de los sintomáticos, diferencia estadísticamente muy significativa.[17,38,39,40,41] Tsui *et al.*[42] no sólo confirman esta mayor supervivencia sino también un menor porcentaje de recurrencias.

El *performance status* (PS) es reconocido como factor pronóstico independiente en análisis multivariantes.[10,42,43,44] Este indicador pronóstico no quedaría limitado a los tumores localmente avanzados y/o metastásicos, sino también para los tumores localizados.[45]

El hecho de poseer un PS según la ECOG (véase la tabla II) (Eastern Cooperative Oncology Group) mayor a 0 (0: encontrarse totalmente activo, capaz de realizar todas las actividades anteriores a la enfermedad sin restricción), implica un riesgo relativo para el fallecimiento de 3,66.[46]

La existencia de *trombocitosis* es considerada como factor pronóstico independiente, de tal forma que los pacientes con un nivel plaquetario normal presentan mayor supervivencia que aquellos que poseen una cuantificación superior a 400.000/mm^3.[47]

Benzalah *et al.* encuentran una relación directamente proporcional de la trombocitosis con el tamaño tumoral, la invasión ganglionar, la existencia de metástasis y el grado de Fuhrman, e inversamente proporcional a la supervivencia (70 % a los cinco años en aquellos pacientes con nivel plaquetario < 450.000/ mm^3, frente al 38 % en aquellos con un nivel superior).[48]

Existen múltiples estudios que evalúan *otras variables* con el objetivo de determinar su influencia en la evolución de la enfermedad, como la *pérdida de peso,* considerada un elemento con implicaciones pronósticas si es superior al 10 %,[8] o la *neutrofilia,* considerada factor independiente por algunos autores, si situamos el corte en 6.500 neutrófilos por microlitro.[49]

Por último, son considerados, con mayor o menor peso, variables como la anemia, la disfunción hepática, el incremento de la velocidad de sedimentación globular, el aumento de fosfatasa alcalina, etc.

Grado	ECOG
0	Totalmente activo, capaz de realizar todas las actividades anteriores a la enfermedad sin restricciones.
1	Restricciones en las actividades físicamente intensas, pero ambulatorio y capaz de realizar trabajos de tipo sedentario.
2	Ambulatorio y capaz de atender todas sus necesidades personales, pero incapaz de realizar cualquier actividad de trabajo. Levantado, aproximadamente, más del 50 % del tiempo de vigilia.
3	Capaz de atender sus necesidades personales con algunas limitaciones, encamado o sentado más del 50 % del tiempo de vigilia.
4	Completamente discapacitado. No puede atender ninguna de sus necesidades personales. Totalmente encamado o sentado.
5	Muerto.

Tabla II.
Estadio funcional ECOG.

4 Factores anatomopatológicos

Dentro de estos factores incluimos determinados aspectos histopatológicos que han demostrado tener relevancia en la evolución de la enfermedad, y fundamentalmente, en la progresión y supervivencia de la misma. No incluiremos, en este apartado, la invasión microscópica vascular, por habernos referido a ella anteriormente; aunque, obviamente, podría quedar incluida en este grupo de factores pronósticos.

El sistema de *gradación nuclear* más extendido en la actualidad es el de Fuhrman.[50] Este sistema clasifica a los CR según la morfología nuclear en cuatro grados. En relación a ello la supervivencia varía de forma significativa, pero con amplias diferencias según las series analizadas observándose oscilaciones tales como:[51]

- 50-100 %: Grado 1
- 30-94 %: Grado 2
- 10-80 %: Grado 3
- 9-66 %: Grado 4

Estas diferencias podrían estar justificadas por varias razones, como son la variabilidad interobservadores, la existencia de más de un grado nuclear en un mismo tumor y las variadas formas y protocolos de procesamiento de las muestras.

No obstante, a pesar de esta disparidad de datos, el grado nuclear ha demostrado ser un factor pronóstico independiente en estudios multivariantes.[52]

Por otro lado, existen estudios relativamente pequeños que consideran el área media nuclear (MNA) como un factor pronóstico independiente, fuertemente asociado a la supervivencia.[53,54,55]

Analizando el *tipo histológico*, el carcinoma cromófobo, clásicamente, ha sido considerado de mejor pronóstico que el de células claras, al igual que los tumores papilares.[43,56] Sin embargo, existen trabajos actuales que encuentran una supervivencia similar en los diferentes tipos histológicos, con la salvedad de los que poseen diferenciación sarcomatoide, en los que existe consenso en relación a su peor evolución.[57,58] En este sentido, el trabajo publicado el pasado año por Dall'Oglio *et al.*[57] sitúa la supervivencia libre de enfermedad a los cinco años en el 76,6 % para los tumores de células claras, 71,2 % para los cromófobos y 72,7 % para los papilares, descendiendo hasta el 26,9 % para aquellos de diferenciación sarcomatoide.

La presencia de *necrosis* en el CR ha sido considerada un importante elemento predictor de supervivencia, asociándose a mayor tamaño tumoral, afectación ganglionar y metástasis, así como grados indiferenciados y peor *performance status*. La supervivencia cáncer-específica a los cinco años desciende del 75 % en aquellos tumores sin necrosis hasta el 36 % en los que la poseen.[59]

5   Factores moleculares

La incorporación de nuevas tecnologías en estudios genéticos, proteómica y de ADN han abierto un amplio horizonte en el campo de la tumorogénesis y progresión del CR. Por otro lado, el desarrollo de nuevos tratamientos, basados en dianas terapéuticas, ha estimulado la búsqueda de marcadores moleculares; éstos podrían facilitar la estratificación del riesgo de los tumores renales.

Actualmente, han demostrado, en análisis multivariante, ser factores pronósticos independientes para el CR:[60]

– Inductores de hipoxia: CA IX (*carbonic anhydrase* IX) y VEGF *(vascular endotelial growth factor)*
– Factor de proliferación Ki67
– Regulador del ciclo celular p53

La CA IX juega un importante papel en la regulación del pH celular y se ha comprobado que más del 80 % de los CR primarios y metastásicos la expresan, a diferencia del riñón normal.[61] Por tanto, se considera un factor de mal pronóstico.

Parece que el VEGF se muestra de distinta forma según el tipo celular de CR.[62] La expresión elevada en el CR de células claras se correlacionaría con supervivencias reducidas, igual que en los de tipo papilar, identificando, así, a los tumores con pronóstico más adverso.[63,64] Por tanto, la supervivencia cáncer-específica a los cinco años en aquellos CR con expresión elevada estaría en el 0 %, frente al 81 % con baja expresión.[64] Concretamente, la expresión de los receptores tipos 1 y 2 se relaciona con la presencia de metástasis y la expresión de receptor tipo 3, con invasión ganglionar.[65]

Ki67 es un antígeno de expresión nuclear expresado en las fases G1, G2, G3 y M del ciclo celular, pero no en la G0, por lo tanto, evalúa la proliferación celular.[66] Por ello, un alto índice proliferativo, determinado mediante la expresión de Ki67 se asociaría a estadios avanzados, pobre diferenciación histológica y mal pronóstico. De esta forma, una expresión elevada se asociaría a una supervivencia cáncer-específica a los cinco años de 6 %, frente al 79 % en aquellos tumores que lo expresan poco.[64]

El oncogén p53, regulador del ciclo celular mediante la producción de la proteína p53, es capaz de producir una parada de dicho ciclo en su fase G1, permitiendo la reparación del ADN o estimulando la apoptosis de células dañadas. Este factor ha sido discutido como factor pronóstico en el CR, pero parece que recientes estudios demuestran sus implicaciones pronósticas.[32,60] Las mutaciones de dicho gen favorecerían la progresión de tumor.

Otros factores moleculares, estudiados en múltiples trabajos, que han presentado implicaciones pronósticas, en mayor o menor grado, son el VHL, HIF, PTEN, CD44, E cadherina. Por otro lado, se perfilan como futuros marcadores moleculares el CD 10, parvalbúmina, AMACR, CK7 y S100A1, cuyo papel pronóstico aún no ha sido bien evaluado.[32]

6 Nomogramas predictivos

En la actualidad, disponemos de modelos pronósticos elaborados por diferentes grupos de trabajo para pacientes afectos de CR, cuyo objetivo es facilitar su manejo y orientación terapéutica adyuvante. Estos nomogramas o algoritmos integran un número determinado de factores pronósticos (anatómicos, clínicos e histológicos), obteniendo resultados predictivos en relación a la evolución de la enfermedad. Intentaremos exponer de forma resumida algunos de estos nomogramas.

El grupo del Memorial Sloan-Kettering Cancer Center (MSKCC) propone un nomograma (véase la figura 1) para los pacientes con CR de células claras localizado, que incluye el tamaño tumoral, estadio tumoral T, grado, existencia de necrosis, invasión vascular y forma de presentación, con el que predice la probabilidad de encontrarse libre de enfermedad a los cinco años.[44]

En la Universidad de California, los Ángeles (UCLA), se ha elaborado un modelo (Integrate Staging System-UISS) que clasifica a los pacientes en grupos de riesgo con diferencias estadísticamente significativas en cuanto a la supervivencia cáncer-específica. Este modelo integra el estadio T, el grado y el *performance status* (ECOG), diferenciando metastásicos de no metastásicos, con lo que consigue agrupar a los pacientes en riesgo bajo, intermedio o alto (véase la figura 2). Para los no metastásicos ofrece una super-

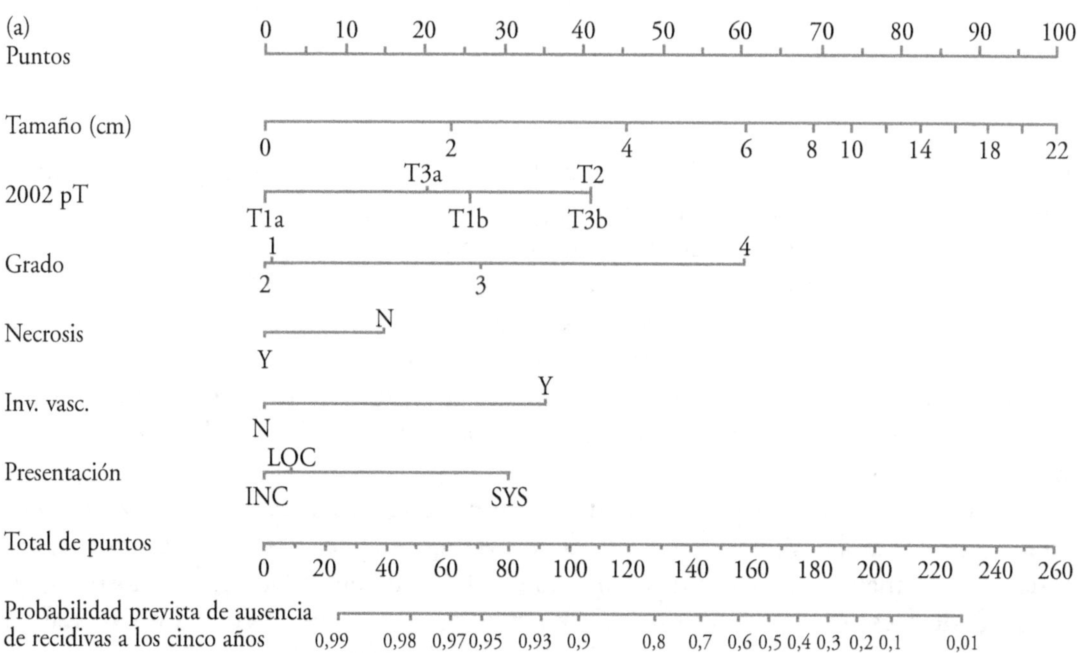

Figura 1.
Nomograma Memorial Sloan-Kettering Cancer Center (MSKCC).

Pacientes sin metástasis (NM)

<table>
<tr><td>Fase T</td><td colspan="4">1</td><td>2</td><td colspan="4">3</td><td>4</td></tr>
<tr><td>Grado</td><td colspan="2">1-2</td><td colspan="2">3-4</td><td rowspan="2">↓</td><td colspan="2">1</td><td colspan="2">>1</td><td rowspan="2">↓</td></tr>
<tr><td>ECOG PS</td><td>0</td><td>≥1</td><td>0</td><td>≥1</td><td>0</td><td>≥1</td><td>0</td><td>≥1</td></tr>
<tr><td>Riesgo</td><td>Bajo</td><td colspan="8">Intermedio</td><td>Alto</td></tr>
</table>

Pacientes con metástasis (M)

<table>
<tr><td>Fase</td><td colspan="2">N_1M_0</td><td colspan="8">N_2M_0/M_1</td></tr>
<tr><td>Grado</td><td rowspan="2">↓</td><td colspan="2">1</td><td colspan="2">2</td><td colspan="2">3</td><td colspan="2">4</td></tr>
<tr><td>ECOG PS</td><td>0</td><td>≥1</td><td>0</td><td>≥1</td><td>0</td><td>≥1</td><td>0</td><td>≥1</td></tr>
<tr><td>Riesgo</td><td colspan="2">Bajo</td><td>Inter-medio</td><td>Bajo</td><td colspan="4">Intermedio</td><td>Alto</td></tr>
</table>

Figura 2.
UISS (Integrate Staging System), Universidad de California (UCLA).

vivencia a los cinco años del 83,8 %, 71,9 % o 44 % según sean de bajo, intermedio o alto riesgo, respectivamente; mientras que para los metastásicos sería del 30 %, 19,3 % o 0 % según se clasifiquen como bajo, intermedio o alto riesgo respectivamente.[45,46]

En Clínica Mayo han desarrollado un nomograma que predice la supervivencia, tras calcular un *score* del 1 al 10 (SSING), desde el primero hasta el décimo año (véase la tabla III). Este modelo integra el estadio, tamaño, grado y la existencia de necrosis.[67]

En relación a los CR metástasicos, Motzer *et al.* establecen un nomograma, basado en el *performance status* según la escala de Karnofsky, siendo diferenciador si éste se sitúa por debajo del 80 %.[68]

En 2003, Cindolo *et al.* publicaron una fórmula matemática (RRF: *recurrence risk formula*) (véase la tabla IV) para el cálculo de recurrencia en pacientes no metastásicos, basada, tras un análisis uni y multivariante que incluía diferentes factores pronósticos, en la forma de presentación (sintomática o no) y el tamaño tumoral en centímetros. Si el RRF es ≤ 1,2, la probabilidad de supervivencia libre de enfermedad a los dos y cinco años sería del 96 y 93 %, respectivamente, mientras que si este índice es superior a 1,2, esta probabilidad descendería al 83 y 68 %, respectivamente.[69]

Algoritmo de la puntuación SSIGN. Las puntuaciones en esta tabla se suman y el total se utiliza para determinar la supervivencia utilizando la tabla III (cont.).	
Particularidad	**Puntuación**
Fase T	
pT1	0
pT2	1
pT3a	2
pT3b	2
pT3c	2
pT4	0
Fase N	
pNx	0
pN0	0
pN1	2
pN2	2
Fase M	
pM0	0
pM1	4
Tamaño del tumor (cm)	
Inferior a 5	0
5 o superior	2
Grado del núcleo	
1	0
2	0
3	1
4	3
Necrosis	
Ausente	0
Presente	2

Tabla III.
Puntuación SSING de la Clínica Mayo.

Supervivencia al cáncer prevista tras una nefrectomía radical debida a un carcinoma renal de células claras según la puntuación SSIGN						
Puntuación SSIGN	N.º (%)	% previsto de supervivencia al cáncer (SE N.º en riesgo)				
		1.er año	3.er año	5.º año	7.º año	10.º año
0-1	402 (22,3)	100,0 (0,0 - 378)	97,7 (0,3 - 340)	99,4 (0,4 - 303)	98,7 (0,6 - 235)	97,1 (1,1 - 165)
2	235 (13,0)	99,1 (0,6 - 221)	95,9 (1,4 - 191)	94,8 (1,5 - 162)	90,3 (2,2 - 131)	85,3 (2,9 - 89)
3	199 (11,0)	97,4 (1,1 - 185)	90,3 (2,2 - 153)	87,8 (2,5 - 127)	81,8 (3,1 - 95)	77,9 (3,5 - 62)
4	206 (11,4)	95,4 (1,5 - 182)	87,1 (2,5 - 147)	79,1 (3,1 - 116)	70,8 (3,6 - 86)	66,2 (3,9 - 53)
5	153 (8,2)	91,1 (2,4 - 131)	71,3 (3,8 - 92)	65,4 (4,1 - 70)	57,1 (4,5 - 48)	50,0 (5,0 - 33)
6	88 (4,9)	87,0 (3,7 - 73)	69,8 (5,1 - 55)	54,0 (5,6 - 37)	46,4 (5,8 - 30)	38,8 (6,0 - 18)
7	200 (11,1)	80,3 (2,9 - 152)	52,4 (3,7 - 89)	41,0 (3,8 - 61)	34,0 (3,7 - 45)	28,1 (3,7 - 27)
8	61 (3,4)	65,1 (6,1 - 39)	38,9 (6,4 - 21)	23,6 (5,8 - 10)	12,7 (5,1 - 4)	12,7 (5,1 - 4)
9	100 (5,6)	60,5 (5,0 - 57)	26,8 (4,7 - 23)	19,6 (4,3 - 14)	18,1 (4,2 - 12)	14,8 (4,0 - 8)
10 o superior	157 (8,7)	36,2 (4,0 – 53)	11,9 (2,8 - 14)	7,4 (2,4 - 8)	4,6 (1,9 - 5)	4,6 (1,9 – 4)

Tabla III (cont.).

> RRF = (1,28 × forma de presentación) + (0,13 × tamaño)
>
> Forma de presentación
> - Sintomático = 1
> - Asintomático = 0
>
> Tamaño clínico en centímetros

Tabla IV.
Fórmula RRF (recurrence risk formula), *para calcular el riesgo de sufrir recidivas.*

Estos modelos matemáticos han sido evaluados[70] otorgándoles mayor o menor grado de fiabilidad. Lo cierto es que la Guía Europea del Carcinoma de Células Renales no recomienda en la actualidad el uso rutinario de nomogramas o modelos predictivos[71] y, además, aún queda por delante el integrar en estos modelos los factores moleculares que, como hemos visto, parecen tener un importante papel en la determinación del pronóstico del CR.

BIBLIOGRAFÍA

1. Kirkali Z, Tuzel E, Mungan MU. Recent advances in kidney cancer and metastatic disease. BJU Int 2001; 88: 818-24.

2. López-Beltran A, Scarpelli M, Montironi R, Kirkali Z. 2004 WHO Classification of the renal tumors of the adults. Eur Urol 2006; 49: 798-805.

3. Becarro F, De Angelis R, Sant M *et al.* Survival for eight major cancers and all cancers combined for European adults diagnosed in 1995-1999: results of the EUROCARE-4 study. Lancet Oncol 2007; 8: 773-83.

4. Lane BR, Kattan MW. Predicting outcomes in renal cell carcinoma. Curr Opin Urol 2005; 15: 289-97.

5. Belldegrun AS. Renal Cell Carcinoma: Prognostic factors and patient selection. Eur Urol supp 2007; 6: 477-83.

6. Furniss D, Harnden P, Ali N *et al.* Prognostic factors for renal cell carcinoma. Cancer Treatment Reviews 2008; 34: 407-26.

7. AJCC Cancer staging manual, sixth edition (2002). www.springer-ny.com/medicine

8. Tsui KH, Shvarts O, Smith RB *et al.* Prognostic indicators for renal cell carcinoma: a multivariate analysis of 643 patients using revised 1997 TNM staging criteria. J Urol 2000; 163: 1090-095.

9. Ljungberg B. Prognostic markers in renal cell carcinoma. Curr Opin Urol 2007. 17: 303-08.

10. Park WH, Eisen T. Prognostic factors in renal cell cancer. BJU Int 2007; 99: 1277-281.

11. Patard JJ, Shavarts O, Lam JS *et al.* Safety and efficacy of partial nephrectomy for all T1 tumors based on an international multicenter experience. J Urol 2004; 171: 2181-185.

12. Knight DA, Stadler WM. Prognostic factors in localized renal cell cancer. BJU Int 2007; 99: 1212-218.

13. Frank I, Blute ML, Leibovich BC, Cheville JC, Lohse CM, Zincke H. Independent validation of the 2002 American joint committee on cancer primary tumor classification for renal cell carcinoma using a large, single institution cohort. J Urol 2005; 173: 1889-892.

14. Leibovich BC, Blute ML, Cheville JC, Lohse CM, Weaver AL, Zincke H. Nephron sparing surgery for appropriately selected renal cell carcinoma between 4 and 7 cm results in outcome similar to radical nephrectomy. J Urol 2004; 171(3): 1066-070.

15. Ficarra V, Guillè F, Schips L *et al.* Proposal for revision of the TNM classification system for renal cell carcinoma. Cancer 2005; 104: 2116-123.

16. Ficarra V, Prayer-Galetti T, Novara G *et al.* Tumor-size breakpoint for prognostic stratification of localized renal cell carcinoma. Urol 2004; 63(2): 2365-369.

17. Ortiz M, Vicente FJ, Rosales JL *et al.* Valoración de factores pronósticos de la supervivencia en una serie de 202 pacientes intervenidos por carcinoma de células renales. Actas Urol Esp 2005; 29(2): 179-89.

18. Budía A, Gómez L, Bango V *et al.* Análisis de los factores pronósticos de progresión tumoral en el adenocarcinoma renal. Actas Urol Esp 2007; 31(8): 831-44.

19. Medina RA, Congregado CB, Campoy P *et al.* Cáncer renal: análisis descriptivo de una serie de 267 casos intervenidos. Arch Esp Urol 2001; 54(5): 423-28.

20. Jiménez JM, Donate MJ, Salinas AS *et al.* Supervivencia en relación a los factores pronósticos en una serie de pacientes con carcinoma de células renales. Arch Esp Urol 2007; 60(10): 1167-174.

21. Dall'Oglio MF *et al.* Microvascular tumor invasion, tumor size and Fuhrman grade: a pathological triad for profnostic evaluation of renal cell carcinoma. J Urol 2007; 178: 525-28.

22. Klatte T, Chung J, Leppert JT *et al.* Prognostic relevance of capsular involvement and collecting sytem invasion in stage I and II renal cell carcinoma. BJU Int 2007; 99: 821-24.

23. Han KR, Bui MH, Pantuck AJ, Freitas DG, Leibovich BC, *et al.* TNM T3a renal cell carcinoma: adrenal gland involvement is not the same as renal fat invasion. J Urol 2003; 169(3): 899-903.

24. Van Poppel H *et al.* Microscopic vascular invasions in the most relevant prognosticator

after radical nephrectomy for clinically non-metastatic renal cell carcinoma. J Urol 1997; 158: 45-9.

25. Lang H *et al.* Prognostic value of microscopic venous invasion in renal cell carcinoma: long-term follow-up. Eur Urol 2004; 46: 331-35.

26. Ishimura T, Sakai I, Hara I *et al.* Microscopic venous invasion in renal cell carcinoma as a predictor of recurrence after radical surgery. Int J Urol 2004; 11: 264-68.

27. Madbouly K *et al.* Microvascular tumor invasion: prognostic significance in low-stage renal cell carcinoma. Urology 2007; 69: 670-74.

28. Kim HL, Zisman A, Han KR, Figlin RA, Belldegrun AS. Prognostic significance of venous thrombus in renal cell carcinoma. Are renal vein and inferior vena cava involvement different? J Urol. 2004; 171(2 Pt 1): 588-91.

29. Moinzadeh A, Libertino JA. Prognostic significance of tumor thrombus level in patients with renal cell carcinoma and venous tumor thrombus extension. Is all T3b the same? J Urol 2004; 171(2 Pt 1): 598-601.

30. Lamber EH, Pierorazio PM, Shabsigh A *et al.* Prognostic risk stratification and clinical outcomes in patients indergoing surgical treatment for renal cell carcinoma with vascular tumor thrombus. Urology 2007; 69: 1054-058.

31. Boorjian SA, Sengupta S, Blute ML. Renal cell carcinoma: vena caval involvement. BJU Int 2007; 99: 1239-244.

32. Ficarra V, Galfano A, Verhoest G. Prognostic factors and staging systems for renal cell carcinoma. Eur Urology supp 2007; 6: 623-29.

33. Pantuck AJ, Zisman A, Dorey F *et al.* Renal cell carcinoma with retroperitoneal limph nodes. Impact on survival and benefits of immunotherapy. Cancer 2003; 97: 2995-3002.

34. Giberti C, Oneto F, Martorana G, Rovida S, Carmignani G. Radical nephrectomy for renal cell carcinoma: long-term results and prognostic factors on a series of 328 cases. Eur Urol 1997; 31(1): 40-8.

35. Lam JS, Shvarts O, Leppert JT, Figlin RA, Belldegrun AS. Renal cell carcinoma 2005: new frontiers in staging, prognostication and targeted molecular therapy. J Urol 2005; 173 (6): 1853-862.

36. Karakiewicz PI, Trinh Q, Bhojani N *et al.* Renal cell carcinoma with nodal metastases in the absence of distant metastatic disease: Prognostic indicators of disease-specific survival. Eur Urol 2007; 51: 1616-624.

37. Lohse CM, Cheville JC. A review of prognostic pathologic features and algorithms for patients treated surgically for renal cell carcinoma. Clin Lab Med 2005; 25: 433-64.

38. Congregado CB, Medina RA, Sánchez E *et al.* Diagnóstico incidental del carcinoma renal, ¿implica un mejor pronóstico? Actas Urol Esp 2001; 25 (4): 278-82.

39. Siemer S, Uder M, Humke U *et al.* Value of ultrasound in early diagnosis of renal cell carcinoma. Urologe A 2000; 39(2): 149-53.

40. Lighfoot N, Conlon M, Kreiger N *et al.* Impact of non-invasive imaging on increased incidental detection of renal cell carcinoma. Eur Urol 2000; 37(5): 521-27.

41. Pantuck AJ, Zisman A, Belldegrum AS. The changing natural history of renal cell carcinoma. J Urol 2001; 166: 1611-623.

42. Tsui KH, Shvars O, Smith RB *et al.* Renal cell carcinoma: prognostic significance of incidentally detected tumors. J Urol 2000; 163(2): 426-30.

43. Franck I, Blute ML, Cheville JC *et al.* An outcome prediction model for patients with clear cell renal cell carcinoma treated with radical nephrectomy based on tumors stage, size, grade and necrosis: the SSIGN score. J Urol 2002; 168: 2395-400.

44. Kattan MW, Reuter V, Motzer RJ *et al.* A prospective prognistic nomogram for renal cell carcnoma. J Urol 2001; 166: 63-7.

45. Zisman A, Pantuck AJ, Dorey F *et al.* Improved prognostic of renal cell carcinoma using and integrated staging system. J Clin Oncol 2001; 19: 1649-657.

46. Zisman A, Pantuck AJ, Dorey F *et al.* Mathematical Model to Predict Individual Survival for Patients With Renal Cell Carcinoma. J Clin Oncol 2002; 20(5): 1368-374.

47. O'Keefe SC, Marshall FF, Issa MM *et al.* Thrombocytosis is associated with a significant increase in the cancer specific death rate after radical nephrectomy. J Urol 2002; 168: 1378-380.

48. Bensalah K, Leray E, Fergolot P *et al.* Prognostic value of thrombocytosis in renal cell carcinoma. J Urol 2006; 175: 859-63.

49. Atzpodien J, Royston P, Wandert T *et al.* Metastatic renal carcinoma comprehensive prognostic system. Br J Cancer 2003; 88(3): 348-53.

50. Fuhrman SA, Lasky LC, Limas C. Prognostic significance of morphologic parameters in renal cell carcinoma. Am J Surg Pathol 1982; 6: 655-63.

51. Novara G, Martignoni G, Artibani W, Ficarra V. Grading systems un renal cell carcinoma. J Urol 2007; 177: 430-38.

52. Rioux-Leclercq N, Leray E, Fergelot P *et al.* The Fuhrman grade: a European multicenter study for the determination of the optimal grading system in term of prognosis. Eur Urol suppl 2006; 5: 67-70.

53. Nativ O, Sabo E, Raviv G *et al.* The role of nuclear morphometry for predicting disease outcome in patients with localized renal cell carcinoma. Cancer 1995; 76 (8): 1440-444.

54. Gutiérrez JL, Val. Berbal JF, Garijo MF. Nuclear morphomety in prognosis of renal adenocarcinoma. Urology 1992; 39(2): 130-34.

55. Tosi P, Luzi P, Baak JP *et al.* Nuclear orphometry as an important prognostic factor in stage I renal cell carcinoma. Cancer 1986; 58(11): 2512-518.

56. Mejean A, Oudard S, Thiounn N. Prognostic factors of renal cell carcinoma. J Urol 2003; 169: 821-27.

57. Dall'Oglio M, Aap MA, Antunes AA *et al.* Impact of clinicopathological parameters in patients treated for renal cell carcinoma. J Urol 2007; 177: 1687-691.

58. Patard JJ, Leray E, Rioux-Leclercq N *et al.* Prognostic value of histologic subtypes in renal

cell carcinoma: a multicenter experience. J Clin Oncol 2005; 23: 2763-771.

59. Lam JS, Shavarts O, Said JW *et al.* Clinicopathologic and molecular correlations of necrosis in the primary tumor of the primary tumor patients with renal cell carcinoma. Cancer 2005; 103: 2517-525.

60. Martignoni G, Brunelli M, Gobbo S *et al.* Role of molecular markers in diagnosis and prognosis of renal cell carcinoma. Anal Quant Cytol Histol 2007; 29: 41-9.

61. Bui MH, Seligson D, Han K *et al.* Carbonic anhydrase IX is an independent predictor of survival in advanced renal clear cell carcinoma: implications for prognosis and therapy. Clin Cancer Res 2003; 9: 802-11.

62. Jacobsen J, Grankvist K, Rasmuson T *et al.* Different isoform patterns for vascular endothelial growth factor between clear cell and papillary renal carcinoma. BJU Int 2006; 97: 1102-108.

63. Ljungberg BJ, Jacobsen J, Rudolfsson SH *et al.* Diferent vascular endothelial growth factor (VEGF), VGF-receptor 1 and 2 mRNA expression profiles between clear cell and papillary renal cell carcinoma. BJU Int 2006; 98: 661-67.

64. Yildiz E, Gokce G, Kilicarslan H *et al.* Prognostic value of the expression of Ki-67, CD44 and vascular endothelial growth factor, and microvessel invasion, in renal cell carcinoma. BJU Int 2004; 93: 1087-093.

65. Lam JS, Leppert JT, Yu H *et al.* Expression of the vascular endothelial growth factor family in tumor dissemination and disease free survival in clear cell renal cell carcinoma. J Clin Oncol 2005; 23(Suppl): 387s (abstract no. 4538).

66. Onda H, Yasuda M, Serizawa A *et al.* Clinical outcome in localized renal cell carcinoma related to immunoexpression of proliferating cell nuclear antigen, Ki-67 antigen, and tumor size. Oncol Rep 1999; 6: 1039-043.

67. Frank I, Blute ML, Cheville JC *et al.* An outcome prediction model for patients with clear cell renal cell carcinoma treated with radical nephrectomy based on tumor stage, size, grade and necrosis: the SSIGN score. J Urol 2002; 168: 2395-400.

68. Motzer RJ, Bacik J, Schwartz LH *et al.* Prognostic factors for survival in previously treated patient with metastatic renal cell carcinoma. J Clin Oncol 2004; 22: 454-63.

69. Cindolo L, de la Taille A, Messina G *et al.* A prospective clinical prognostic model for non-metatatic renal cell carcinoma. BJU Inte 2003; 92: 901-05.

70. Karakiewicz PI, Hutterer GC. Predicting cancer-control outomes in patients with renal cell carcinoma. Curr Opin Urol 2007; 17: 295-302.

71. Ljungberg B, Hanbury DC, Kuczyk MA *et al.* Guidelines on Renal Cell Carcinoma 2007 www.uroweb.org

Capítulo 4. Diagnóstico por la imagen: técnicas actuales

G. Aguilar, J. Sánchez, M. Busto, A. Radosevic

Servicio de Diagnóstico por la Imagen
Hospital del Mar
Barcelona

Dirección para correspondencia
Hospital del Mar
Dra. G. Aguilar
98424@imas.imim.es

1 Introducción

El carcinoma renal representa del 2 % al 3 % de todos los cánceres, hallándose la mayor incidencia en los países más desarrollados. El incremento anual de la incidencia en toda Europa es del 2 %, excepto en Dinamarca y Suecia.

Las nuevas técnicas de imagen y el aumento de su utilización permiten detectar tumores renales con mayor frecuencia éstos suelen ser más pequeños y presentan un estadio menor, pudiendo ser tratados con intención curativa.[1-4]

La mayoría de los tumores se originan en el parénquima renal (carcinomas de células renales), mientras que un número mucho menor se origina en el urotelio del sistema colector (carcinoma urotelial de vía alta), o en el mesénquima (angiomiolipoma, leiomioma, liposarcoma).

2 Detección y caracterización

El diagnóstico por imagen de las masas renales ha evolucionado extraordinariamente en las dos últimas décadas. La ecografía, la tomografía computarizada (TC), especialmente la TC multidetector (TCMD) y la resonancia magnética (RM), se han ido aplicando cada vez más, desplazando las técnicas diagnósticas tradicionales como la urografía intravenosa y la angiografía. La tomografía computarizada se considera la técnica de elección para la detección y diagnóstico de los tumores corticales renales. El desarrollo de la TC multidetector ha permitido tiempos de adquisición más rápidos, mejor resolución espacial y la realización de mayor número de estudios. Todo ello ha revertido en un aumento en la detección y un diagnóstico más precoz de los tumores renales.[1-4] En la actualidad, casi el 70 % de éstos se detectan de forma fortuita con un tamaño medio menor de 5 cm[4,5] (véase la figura 1).

Aunque es importante realizar una buena caracterización diagnóstica preoperatoria del tumor para planificar el tratamiento, todavía no están bien establecidos los criterios de imagen para detectar el subtipo histológico, y el papel de la biopsia es controvertido.[6] Los oncocitomas, aunque en ocasiones presentan un aspecto radiológico sugestivo, no pueden diferenciarse por imagen de los CCR y deben considerarse lesiones quirúrgicas.

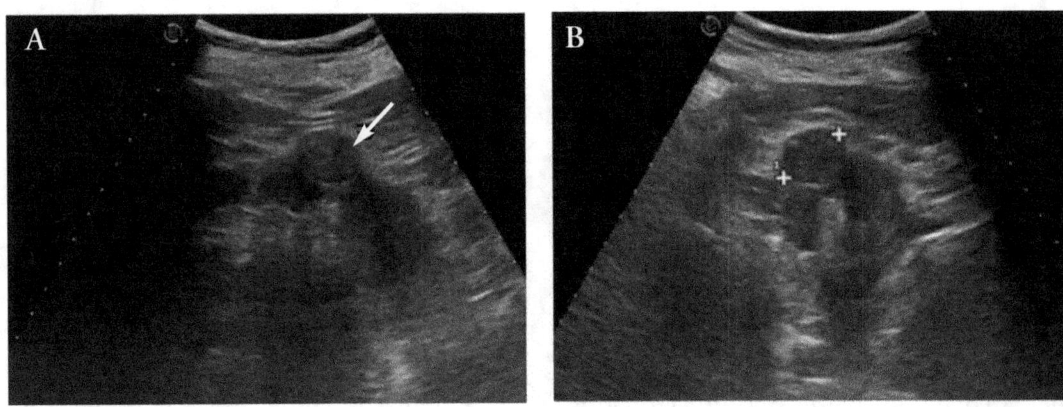

Figura 1.
Detección fortuita de un pequeño tumor sólido renal (CCR) en paciente evaluado ecográficamente por otras razones. Secciones ecográficas longitudinal (A) y transversal (B) que muestran un nódulo sólido y exofítico, de 23 mm de diámetro mayor, de localización cortical.

2.1 Tomografía computarizada

Para optimizar la caracterización por tomografía computarizada (TC) de una tumoración renal es necesario un protocolo específico.

La TC helicoidal con una o varias coronas de detectores (TCMD) permite la realización de estudios multifase pudiendo evaluar la totalidad de los riñones en diferentes fases de captación del contraste tras la administración de un bolus de contraste endovenoso. Los datos generados, libres de artefactos de movimiento y de volumen parcial, permiten realizar reconstrucciones multiplanares y obtener imágenes angiográficas y tridimensionales.

Las tres fases de perfusión renal definidas en el diagnóstico por TC son la fase corticomedular (FCM), la fase nefrográfica (FN) y la fase de eliminación renal o fase excretora (FE).[7,8]

El protocolo de estudio debe incluir una evaluación renal sin contraste que sirve como estudio basal para determinar si las lesiones renales captan contraste en los estudios realizados tras la administración del mismo, así como para detectar lesiones hiperdensas, densidad grasa y calcificaciones (véase la figura 2).

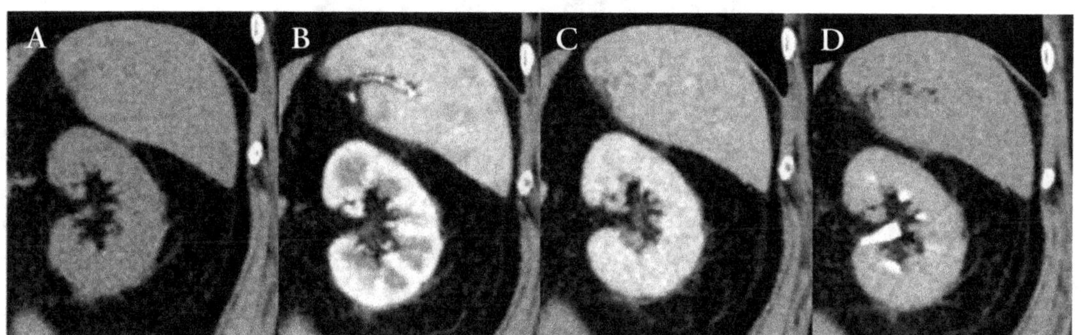

Figura 2.
Estudio renal multifásico por TCMD con reconstrucción en el plano coronal del riñón izquierdo.
A) *Estudio basal;* B) *Fase corticomedular (FCM);* C) *Fase nefrográfica (FN);* D) *Fase excretora.*

La mayoría de los carcinomas renales son lesiones sólidas con valores de atenuación de 20 UH o superiores en los estudios sin contraste.[9] Los tumores pequeños (menores o iguales a 3 cm de diámetro) suelen ser homogéneos, mientras que lesiones mayores tienden a ser más heterogéneas por presentar cambios hemorrágicos o necróticos.[9] Las calcificaciones se detectan en aproximadamente un 30 % de los casos.

La FCM permite una excelente diferenciación entre el córtex renal hipercaptante y la médula renal todavía no contrastada. En esta fase se contrasta el sistema vascular y el espacio intersticial extracelular, teniendo una duración aproximada de 40 segundos. La FN se inicia alrededor de 70 segundos después de la administración del contraste que se filtra a través de las asas de Henle y túbulos colectores, obteniendo una captación homogénea o uniforme del parénquima renal. La opacificación del sistema colector se inicia a los 180 segundos y constituye la FE.[7,8] El contraste se excreta en el sistema colector y el coeficiente de atenuación del nefrograma disminuye progresivamente. Esta fase es útil para determinar la relación entre masas renales localizadas centralmente y el sistema colector, pudiendo caracterizar posible infiltración de cálices y pelvis renal (véase la figura 3).

La fase corticomedular permite una buena evaluación de las arterias y venas renales y es la fase de perfusión óptima para detectar o excluir invasión tumoral de las venas renales. La fase nefrográfica es la que permite detectar y caracterizar mejor los tumores renales, especialmente los de pequeño tamaño, así como los de localización medular.[7,10,11]

En cuanto a la discriminación entre los diferentes subtipos de tumores renales sólidos se ha descrito que algunas características morfológicas y patrones de captación por TC

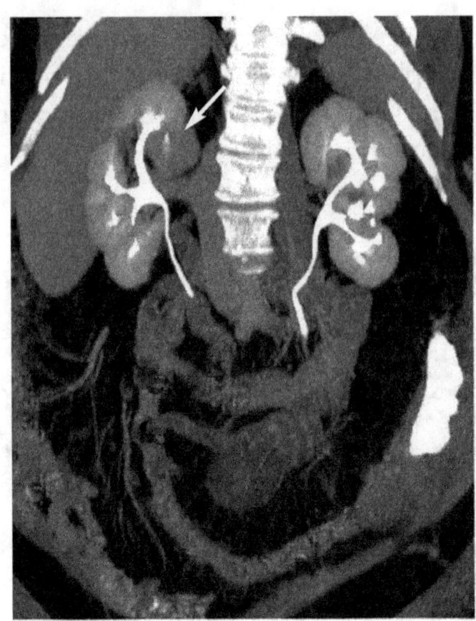

Figura 3.
Imagen volumétrica 3D en fase excretora renal que muestra la relación del tumor de disposición superomedial, con la vía urinaria. CCR subtipo células claras con transformación sarcomatoide.

pueden estar asociadas a un subtipo determinado.[12-16] El parámetro más valioso y consistente es el grado de captación tumoral y diferentes grupos han mostrado cómo el carcinoma renal de células claras presenta una mayor captación de contraste que otros subtipos histológicos, especialmente los carcinomas papilares[12-16] (véase la figura 4). Adicionalmente, Herts y cols.[12] muestran que los CCR papilares son típicamente homogéneos y Sheir y cols.[16] reflejan que la degeneración quística es más evidente en el subtipo de CCR de células claras. En una serie de 198 tumores renales sólidos resecados, Zhang y cols. muestran que el 90 % de los CCR de células claras son hipervasculares y demuestran un patrón de captación heterogéneo (con focos sólidos hipervasculares y otros de baja atenuación por cambios necróticos o quísticos); que el 75 % de los CCR papilares son hipovasculares y en un 90 % presentan un patrón de captación homogéneo o periférico (véase la figura 5), y que los tumores cromófobos a menudo muestran un grado de captación moderado (véase la figura 6).[17]

Debemos recordar, sin embargo, que los oncocitomas pueden presentar unas características morfológicas y un grado de captación de contraste intenso y similar al de los CCRs convencionales no pudiendo diferenciar por imagen unos de otros, lo cual constituye un problema diagnóstico.[13,17]

Generalmente, la presencia de calcificaciones en una tumoración renal sólida sugiere malignidad.[17,18]

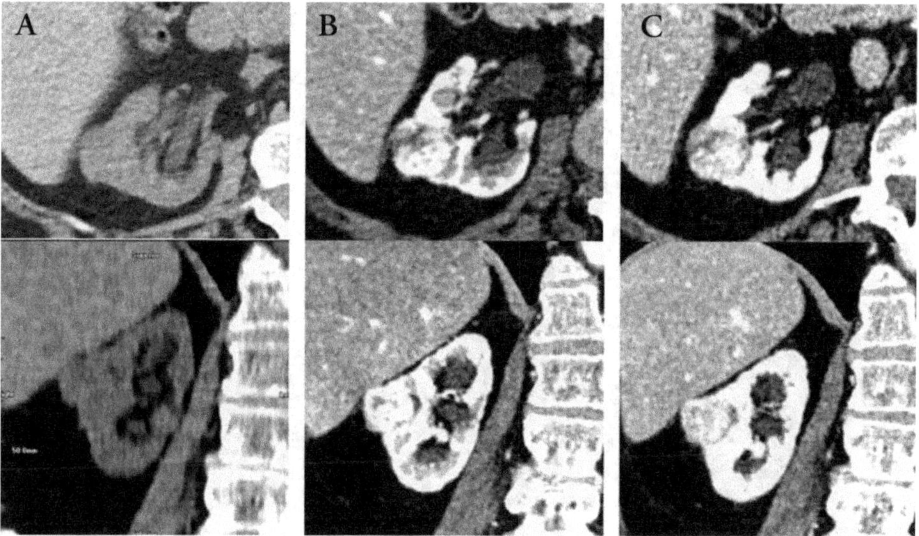

Figura 4.
Estudio renal multifásico por TCMD en plano axial y coronal que muestra el patrón de captación
característico del CCR convencional (células claras), isodenso respecto al parénquima renal adyacente
en el estudio basal (A) *y marcadamente hipervascular en fase corticomedular y nefrográfica* (B *y* C).

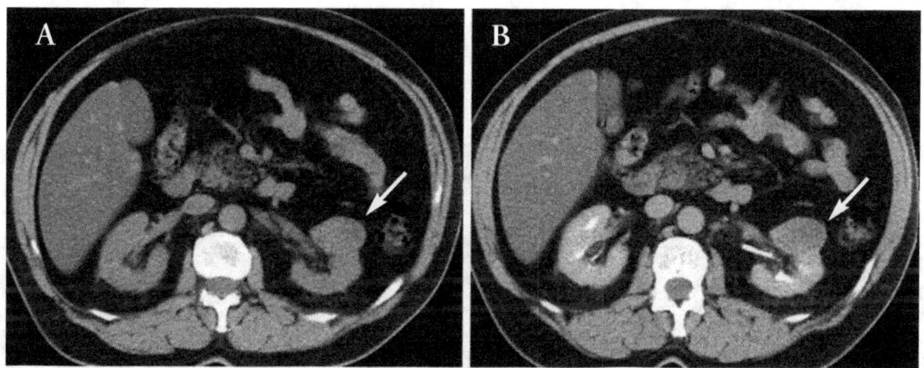

Figura 5.
CCR subtipo papilar cromofílico. El estudio basal muestra una tumoración sólida en valva anterior
del riñón izquierdo, isodensa respecto al parénquima renal adyacente en el estudio basal (A) *mostrándose*
hipodensa en fase nefrográfica (B).

La imagen de tomografía computarizada tridimensional combinada con la TC angiografía ofrecen la información necesaria para planificar el abordaje quirúrgico de los carcinomas de células renales.[19] Las imágenes tridimensionales pueden visualizarse en diferentes planos y orientaciones mostrando la relación del tumor con la superficie renal, el

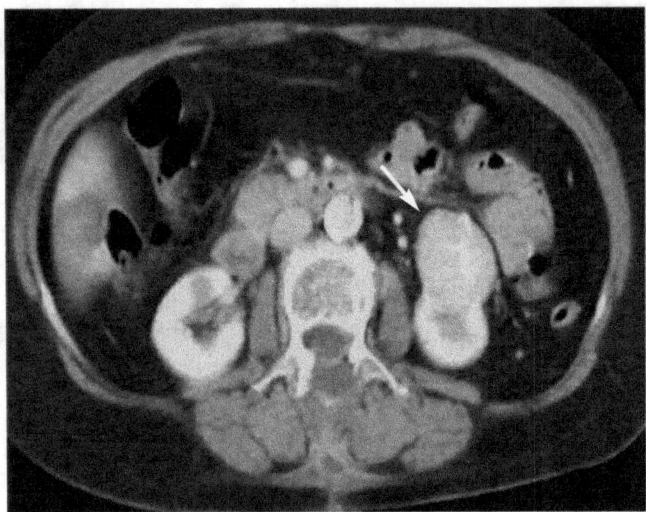

Figura 6.
CCR subtipo cromófobo. La TC en fase nefrográfica muestra una tumoración renal izquierda
con moderada captación homogénea del contraste.

sistema colector y los órganos adyacentes. En el posprocesado de los datos obtenidos se puede generar una imagen angiográfica tridimensional delineando la anatomía renal arterial y venosa (véase la figura 7).[19, 20]

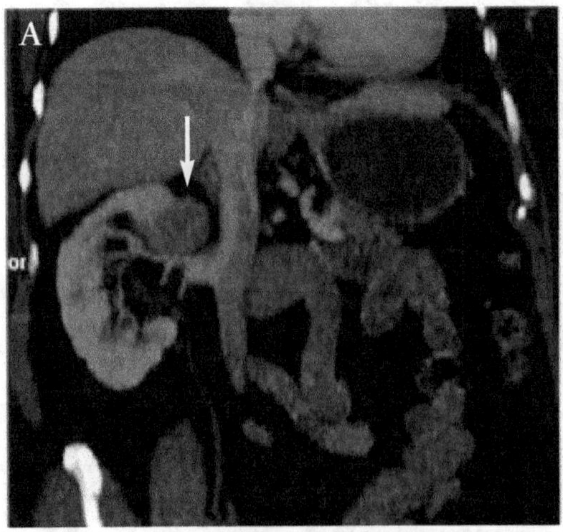

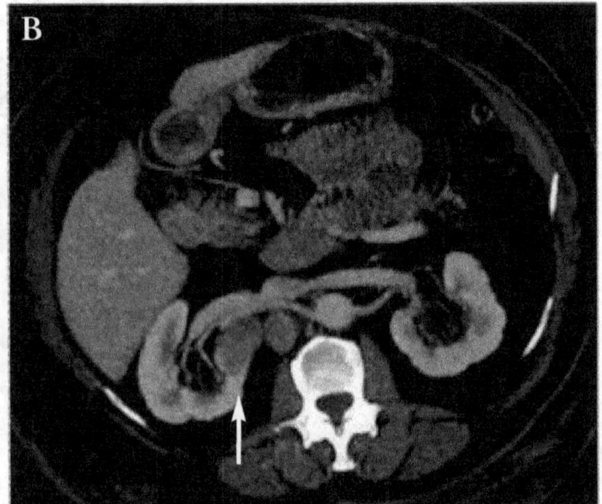

Figura 7.
Reconstrucciones posprocesado de estudio TC con imágenes MIP coronal (A) y axial (B)
que muestran la relación del CCR con las estructuras vasculares adyacentes (arteria renal derecha,
vena renal derecha y vena cava inferior).

2.2 Resonancia magnética

La resonancia magnética (RM) se utiliza como técnica de primera elección en caso de pacientes con alergia al contraste yodado y en mujeres embarazadas.

Esta técnica presenta una precisión diagnóstica y de estadificación similar a la de la TC. La capacidad de adquirir imágenes multiplanares es particularmente útil para delimitar la extensión tumoral superior cuando el tumor invade la vena cava inferior (VCI).[6,21]

El protocolo de estudio incluye, habitualmente, una secuencia axial eco de gradiente potenciada en T1 en fase y fuera de fase, una secuencia axial potenciada en T2 y un estudio dinámico tridimensional (3D) eco de gradiente, antes y después de la administración de gadolinio endovenoso. Cada secuencia se realiza durante unos 20-24 segundos con respiración suspendida (preferiblemente, al final de la espiración).

Las imágenes potenciadas en T2 ayudan a distinguir quistes renales simples de otro tipo de lesiones. Éstos son homogéneamente hiperintensos en T2. Los septos y nódulos sólidos en lesiones quísticas presentan una menor intensidad relativa de señal en T2 comparada con el contenido fluido dentro del quiste. Los quistes complejos y los tumores sólidos presentan una intensidad de señal variable en T2.[6,21]

Las secuencias precontraste potenciadas en T1 son útiles para caracterizar ciertos aspectos de las lesiones quísticas y/o sólidas. El aumento de la intensidad de señal en los quistes en secuencias T1 puede indicar la presencia de hemorragia o fluido proteináceo. De igual forma, las masas renales sólidas hemorrágicas presentan áreas de aumento de señal en imágenes potenciadas en T1. El estudio en fase y fuera de fase es útil para detectar grasa intratumoral.[22] Los carcinomas de células renales pueden contener lípidos intracelulares y mostrar pérdida de señal focal o difusa en imágenes en fase opuesta.

El estudio dinámico con contraste, al igual que en la TC, se obtiene en fase corticomedular, nefrográfica y excretora. La presencia de captación dentro de una lesión renal después de la administración de contraste es el criterio más fiable para diferenciar masas sólidas de quistes por RM.

El CCR subtipo células claras presenta degeneración quística en un 4-15 %. El aspecto por RM del CCR convencional depende de la presencia de hemorragia o necrosis. Este subtipo histológico muestra una intensidad de señal similar a la del parénquima renal en imágenes potenciadas en T1 y un aumento de señal en secuencias T2 (véase la figura 8).[21]

2.3 Ecografía

Tiene un papel fundamental en la caracterización de una lesión, tanto sólida como quística.

La ecografía abdominal solicitada por otros motivos detecta de forma fortuita tumores renales sólidos, con frecuencia de pequeño tamaño. La mayoría de los CCRs son só-

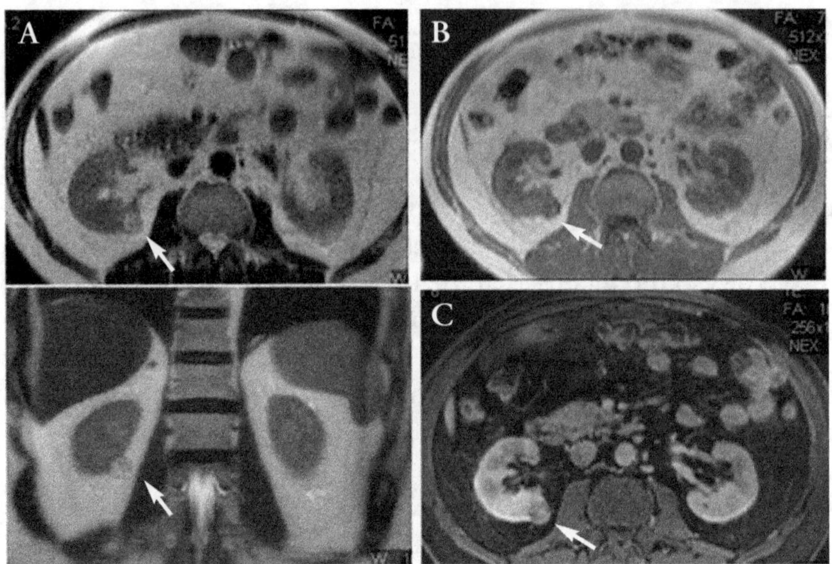

Figura 8.
Estudio renal por RM de paciente con CCR subtipo convencional. (A) Imagen axial y coronal potencia-
das en T2 que muestran como aumenta la intensidad de señal del tumor respecto el parénquima renal
contiguo. (B) Imagen axial potenciada en T1 que muestra el tumor discretamente hipointenso respecto la
cortical renal adyacente. (C) Imagen axial T1 después de la administración de gadolinio que muestra un
patrón de captación heterogéneo de la lesión.

lidos en el estudio ecográfico (véase la figura 9), aunque pueden presentar áreas quísticas y calcificaciones. La ecografía y los estudios seccionales (TC y RM) se complemen-
tan entre sí en la caracterización de las lesiones renales. En el subgrupo de pacientes con

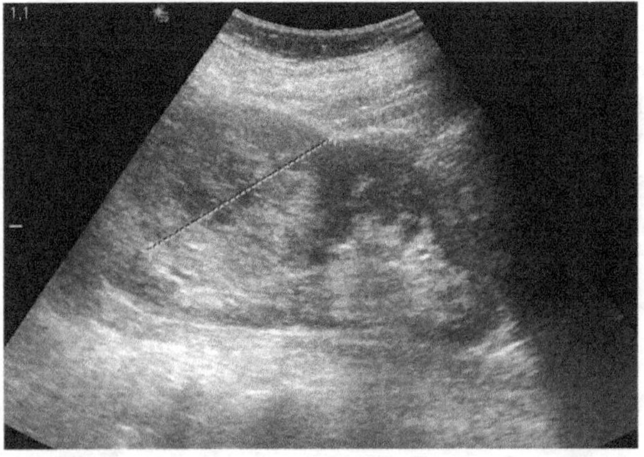

Figura 9.
Imagen ecográfica longitudinal renal izquierda en paciente de 63 años que muestra tumoración sólida
de 7 cm de diámetro, situada en el polo superior. Se practicó nefrectomía radical izquierda con resultado
anatomopatológico de CCR subtipo células claras y grado histológico de Fuhrman 2.

lesiones «indeterminadas» ecográficamente, el estudio dirigido por TC o RM puede permitir caracterizarlas. La ecografía con contraste ha demostrado ser útil en el diagnóstico de tumores corticales renales y en la detección de flujo sanguíneo tumoral en masas renales hipovasculares.[6]

Esta técnica permite visualizar mejor los septos presentes en lesiones quísticas. Por otro lado permite diferenciar quistes de lesiones hipovasculares detectadas por TC: por ejemplo los CCR subtipo papilar. También es útil para evaluar la presencia y la extensión de los trombos venosos demostrando su vascularización aplicando el *doppler* color.[4,23]

Sin embargo, en cuanto a la estadificación, presenta limitaciones en la visualización del retroperitoneo y los tejidos perirrenales.

La ecografía intraoperatoria es útil en la cirugía conservadora del órgano para identificar lesiones multifocales y para caracterizar la anatomía tumoral intrarrenal.[4,24]

3 Estadificación radiológica del carcinoma de células renales

En el momento del diagnóstico es necesario realizar una estadificación muy precisa con el objetivo de determinar el pronóstico y elaborar una estrategia terapéutica individualizada.

La tomografía computarizada constituye la técnica más accesible y precisa (91 %) para estadificar el carcinoma renal.[18,19] Numerosos estudios han demostrado que la extensión anatómica del tumor en el momento del diagnóstico es el factor aislado más importante para determinar el pronóstico, ya que la exéresis quirúrgica completa es el único tratamiento curativo. En pacientes con enfermedad órgano confinada, la supervivencia a los cinco años oscila entre el 60-90 %, descendiendo al 5-10 % en pacientes con metástasis a distancia.[25]

Para la estadificación del carcinoma renal se recomienda el sistema de clasificación TNM de 2002 de la UICC.

3.1 *Tumor confinado dentro de la cápsula renal*

Este caso presenta el mejor pronóstico, con una supervivencia que oscila entre el 60-90 % tras nefrectomía. Muchos de estos tumores se detectan de forma fortuita en estudios de imagen realizados por otras indicaciones. La modificación de la clasificación TNM que separa tumores menores de 7 cm (T1a ≤ 4 cm y T1b > 4 cm pero < 7 cm) de tumores mayores o iguales a 7 cm (T2) refleja el impacto del tamaño tumoral en la supervivencia.[4,19]

La presencia de una pseudocápsula intacta, compuesta por parénquima renal normal comprimido y tejido fibroso rodeando la masa renal, es útil en la estadificación local de los tumores corticales renales. La pseudocápsula se detecta mejor en imágenes de RM potenciadas en T2 y, si ésta se presenta intacta, sugiere ausencia de invasión de la grasa perirrenal.[6]

3.2 Extensión perirrenal

La principal limitación de la TC es la determinación de la existencia o no de invasión perirrenal y es donde se producen los errores de estadificación más frecuentes.[8,19] El hallazgo más específico indicativo de estadio T3a es la presencia de un nódulo hipercaptante en el espacio perirrenal presentando una alta especificidad, pero con una sensibilidad de sólo el 46 % (véase la figura 10). La invasión de la grasa perirrenal no siempre puede determinarse y la diferenciación entre tumor T2 y T3a es problemática. La trabeculación de la grasa perirrenal no es un signo fiable de infiltración tumoral de la misma, pues también se identifica, aproximadamente, en la mitad de los pacientes con tumores localizados T1 y T2 pudiendo estar relacionada con edema, ingurgitación vascular o inflamación previa. Esta limitación de la TC tiene implicación pronóstica pero no modifica el manejo terapéutico, ya que los pacientes con un estadio T3a son tributarios de nefrectomía radical o cirugía conservadora del órgano.

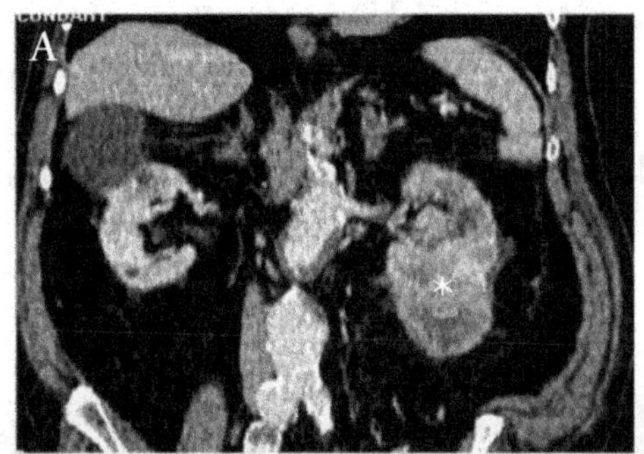

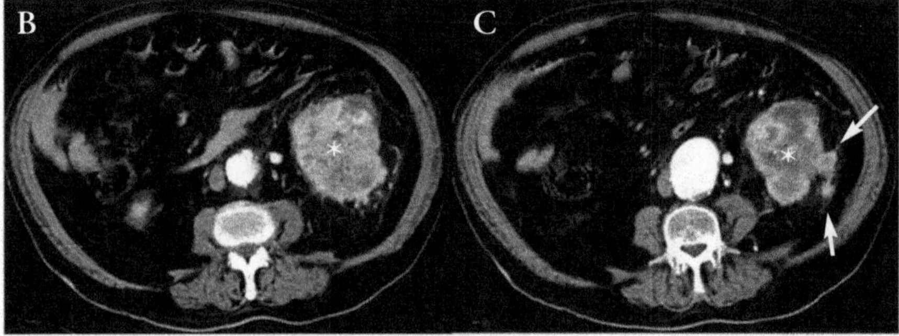

Figura 10.
Paciente de 81 años con masa renal izquierda correspondiente a CCR subtipo células claras
con grado histológico de Fuhrman 4. (A) La reconstrucción multiplanar (MPR) coronal
de la TC muestra una masa renal heterogénea e infiltrante (*). La imágenes axiales
(B y C) muestran la captación heterogénea del contraste y la presencia de nódulos hipercaptantes
en el espacio perirrenal indicativos de estadio T3a.

3.3 Afectación adrenal homolateral

La prevalencia de metástasis suprarrenal es baja; se detectan en un 4,3 % en series largas. El riesgo de infiltración adrenal es mayor en pacientes con CCR en estadio avanzado o en tumores localizados en polo superior renal. La evaluación suprarrenal es importante ya que, si no se detectan anomalías en la TC, suele preservarse con el objetivo de reducir el riesgo de insuficiencia adrenal en el futuro.[4] La TC tiene un alto valor predictivo negativo en la detección de afectación adrenal por CCR. Cuando la glándula suprarrenal se encuentra aumentada, desplazada o no se visualiza, se debe estudiar a fondo la posible diseminación, antes de practicar una adrenalectomía.[26]

3.4 Invasión venosa

Los carcinomas renales tienden a extenderse dentro del sistema venoso y es esencial hacer una evaluación prequirúrgica precisa de la vena renal (VR) y de la VCI.

La invasión exclusiva de la VR (estadio T3b) se produce en un 23 % de pacientes y no afecta al pronóstico de forma adversa.[4] La extensión del tumor en el interior de la VCI se detecta en un 4-10 % de pacientes y es más frecuente en tumores del riñón derecho.[27,28] Pacientes que presentan una invasión extensa de la VCI y metástasis ganglionares locales presentan un relativo buen pronóstico con una supervivencia a los cinco años del 32-64 %, ya que el trombo es intraluminal, no invade la pared del vaso y puede resecarse completamente.[27, 28] En estos pacientes, la resección quirúrgica agresiva con intención curativa está totalmente justificada.[19]

La TC helicoidal ha demostrado tener una alta precisión en el diagnóstico de invasión de la VR por parte del carcinoma renal con un valor predictivo negativo del 97 % y un valor predictivo positivo del 92 %.[29] El signo más específico de extensión venosa tumoral es la presencia de un defecto de repleción de baja atenuación dentro de la vena.[29,30] Un cambio abrupto en el calibre de la vena renal con la presencia de un foco endoluminal que capta contraste de forma heterogénea por neovascularización es un signo indicativos de trombosis tumoral (véase la figura 11). La continuidad directa del trombo con el tumor primario también sugiere trombosis tumoral. Y cuando ésta se extiende a la VCI se hace necesario precisar su localización, ya que condiciona el abordaje quirúrgico con el objetivo de optimizar la trombectomía, minimizando el riesgo de embolismo tumoral intraoperatorio. Si el trombo tiene una localización infrahepática se puede resecar realizando una incisión por vía abdominal (véase la figura 12). Si el trombo se extiende a nivel retrohepático debe planificarse una aproximación toracoabdominal para acceder a la porción suprahepática de la VCI. La extensión tumoral a nivel supradiafragmático, en el interior de la VCI o dentro de la aurícula derecha, requiere un *bypass* cardiopulmonar para facilitar la resección tumoral y se asocia a una mayor morbilidad y mortalidad perioperatorias. Los hallazgos por TC en fase corticomedular tardía o en fase venosa in-

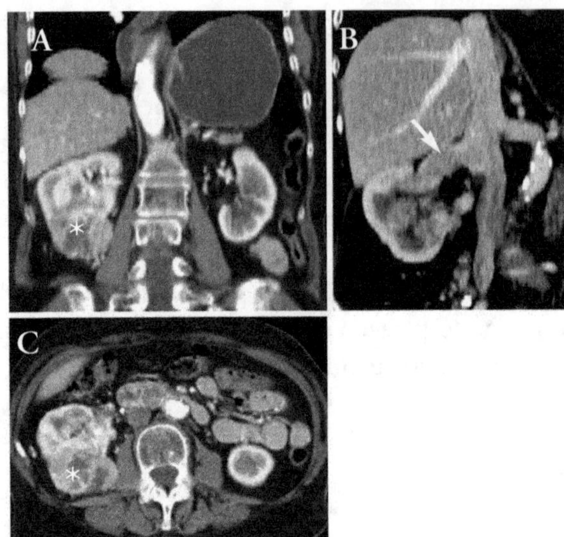

Figura 11.
Paciente de con tumoración renal derecha polilobulada correspondiente a CCR subtipo células claras.
Reconstrucciones por TCMD en los planos coronal (A) y axial (B) que muestran el patrón de captación
heterogéneo del tumor (*). (C) Reconstrucción coronal oblicua que muestra la trombosis de la vena renal
derecha (flecha) con extensión a VCI.

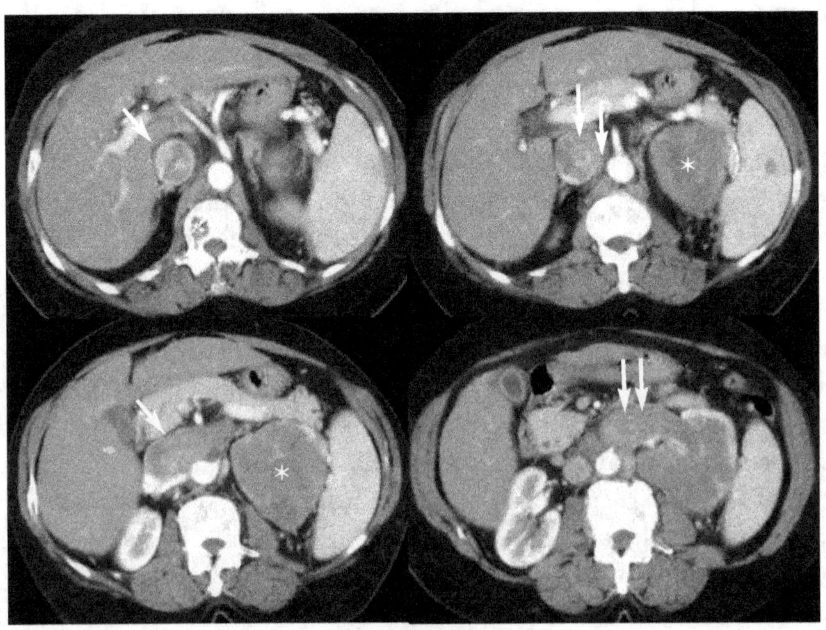

Figura 12.
Paciente mujer de 70 años con CCR subtipo células claras grado histológico 4 de Fuhrman localizado en
riñón izquierdo. Imágenes axiales de TC en sentido cráneo caudal que muestran trombosis tumoral ex-
pansiva de vena renal izquierda con extensión superior a VCI (flechas).

cluyen la presencia de un defecto de repleción rodeado por material de contraste en el interior de la VC, extensión contigua del trombo desde la VR al interior de la VCI y aumento de calibre de las venas colaterales paravertebrales, si la VCI se encuentra completamente ocluida. El estudio debe combinar imágenes axiales y reconstrucciones multiplanares (véase la figura 13). La resonancia magnética, por su capacidad multiplanar, permite una buena valoración de la afectación de la VCI.

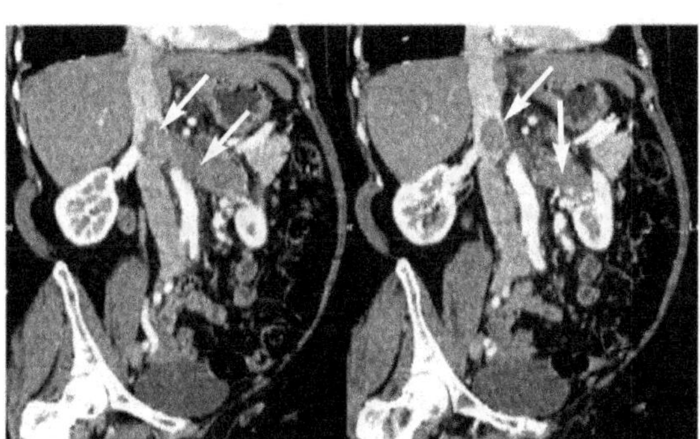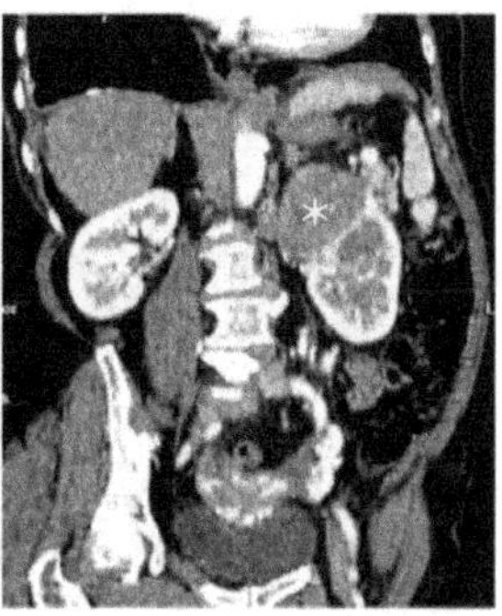

Figura 13.
Reconstrucciones MPR coronales oblicuas realizadas con TCMD en la paciente con CCR de la figura 12. (A) Trombosis tumoral expansiva de vena renal izquierda con extensión a VCI (flechas). (B) Imagen coronal que muestra parte del tumor (*).

3.5 Extensión ganglionar loco-regional

La presencia de metástasis en ganglios linfáticos regionales tiene peor pronóstico con una supervivencia a los cinco años que oscila entre el 5-30 %.[25] Se consideran ganglios linfáticos de tamaño significativo y, probablemente, metastásicos cuando su diámetro es superior a 1 cm en el eje corto. Sin embargo, el aumento de tamaño puede deberse a cambios inflamatorios reactivos que se asocian con mayor frecuencia a tumores con componente necrótico y/o que invaden la VR. El patrón de captación ganglionar ayuda a diferenciar entre adenopatías reactivas y adenopatías malignas; los ganglios metastásicos pueden captar contraste, especialmente si el tumor primario está muy vascularizado (véase la figura 14).

3.6 Extensión local

La extensión directa del CCR fuera de la fascia de Gerota infiltrando órganos vecinos (estadio T4a) es difícil de diagnosticar con certeza a menos que demostremos cambios focales de atenuación en el interior del órgano. La pérdida de planos tisulares y la irregularidad de los márgenes entre el tumor y las estructuras adyacentes son signos que su-

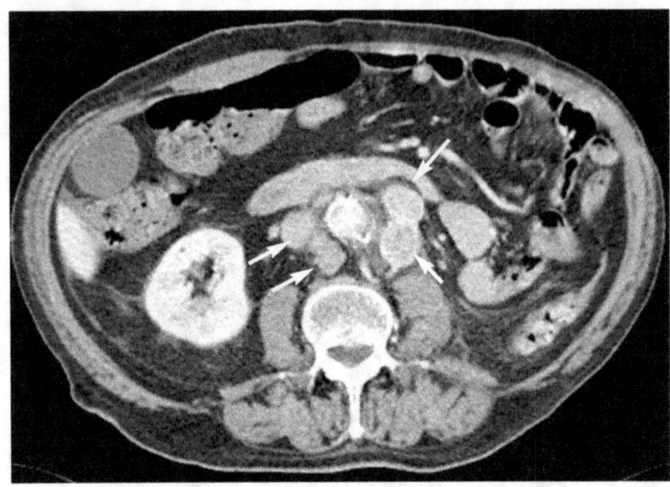

Figura 14.
Adenopatías retroperitoneales metastásicas. Paciente con CCR que presenta múltiples adenopatías patológicas situadas alrededor de los grandes vasos retroperitoneales (flechas).

gieren infiltración tumoral directa; sin embargo, se han descrito en aproximadamente un 15 % de pacientes sin confirmación quirúrgica posterior. El estudio tridimensional por TC muestra el tumor y su relación con los órganos adyacentes en los diferentes planos y orientaciones y aumenta la confianza diagnóstica en casos complejos ayudando a planificar la estrategia quirúrgica.[19]

3.7 Metástasis a distancia

El CCR metastatiza con mayor frecuencia en los pulmones, mediastino (véase la figura 15), huesos e hígado. Otras localizaciones metastásicas menos frecuentes son el riñón contralateral, la glándula suprarrenal, el cerebro, el páncreas, el mesenterio y la pared abdominal. Las metástasis hepáticas tienden a ser hipervasculares, particularmente cuando el tumor primario es del subtipo células claras, visualizándose mejor en una fase arterial hepática. La fase venosa portal detecta el 90 % de las metástasis hepáticas de CCR y con la adición de una fase arterial hepática aumenta la sensibilidad en la detección de lesiones, llegando prácticamente al 100 % (véase la figura 16).

El pronóstico en estos pacientes es sombrío, con una supervivencia a los cinco años del 5-10 %. Sin embargo, pacientes con una metástasis solitaria pueden beneficiarse de un manejo agresivo que incluye nefrectomía y resección de la lesión metastásica.[4]

Las metástasis óseas de CCR presentan un patrón habitualmente lítico, sin actividad osteoblástica, pudiendo ser la gammagrafía ósea negativa en estos casos. La RM puede considerarse en la evaluación de pacientes sintomáticos.

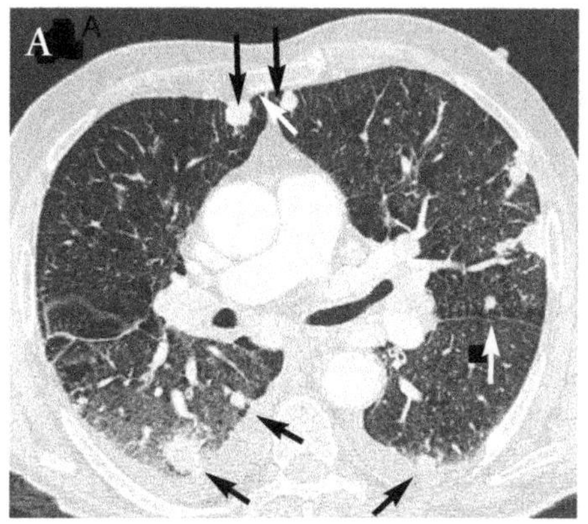 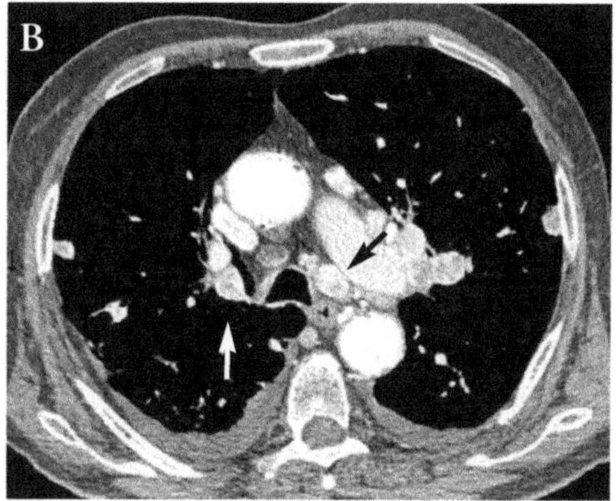

Figura 15.
Afectación metastásica pulmonar (A) *y mediastínica* (B) *en paciente con CCR.* (A) *Imagen axial torácica con ventana de parénquima pulmonar que muestra múltiples nódulos, la mayoría de disposición subpleural correspondientes a metástasis.* (B) *La ventana mediastínica muestra múltiples adenopatías patológicas de disposición paratraqueal baja derecha e izquierda e hiliares izquierdas.*

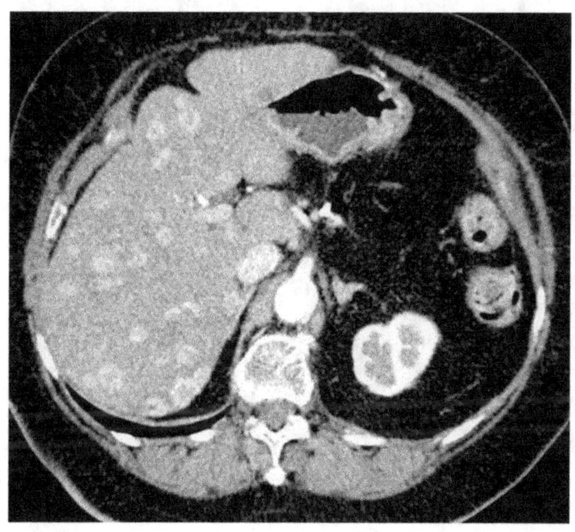

Figura 16.
Afectación metastásica hepática difusa. Paciente con CCR subtipo células claras. La imagen axial por TCMD adquirida en fase arterial muestra la presencia de múltiples nódulos hepáticos hipercaptantes correspondientes a metástasis hepáticas hipervasculares.

Se recomienda la realización de una TC torácica en los estadios T2 o superior del tumor primario.

Cuando los hallazgos morfológicos, utilizando las técnicas de imagen habituales, generan dudas sobre si existe enfermedad diseminada, se puede plantear la práctica de una tomografía por emisión de positrones (PET) combinada con la TC (PET-TC) como estudio complementario que puede modificar el manejo terapéutico del paciente.[31-33] La PET es una técnica de imagen molecular y el radiofármaco de mayor impacto clínico que se utiliza en nuestro ámbito es la fluorina 18 fluorodeoxiglucosa (FDG). Se trata de un análogo de la glucosa que se metaboliza de forma similar y se acumula en la mayoría de tumores en mayor cantidad que en el tejido normal, ya que en las células malignas se produce un incremento de la actividad glicolítica. La PET demuestra el incremento patológico del consumo de glucosa presente en las células tumorales. La captación intensa se relaciona con la celularidad tumoral y la proliferación celular y, por tanto, con el grado de malignidad (véase la figura 17).[34]

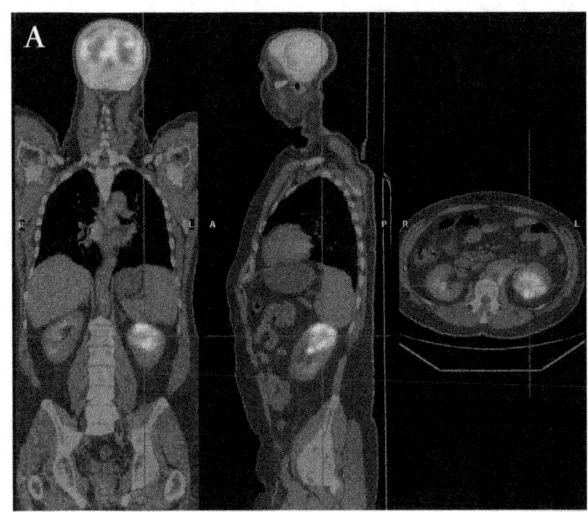

Figura 17.
Paciente de 54 años diagnosticado por biopsia hepática de CCR tipo sarcomatoide. La TC
toracoabdominal mostró signos morfológicos compatibles con afectación metastásica.
El estudio PET-TC confirmó metabólicamente la afectación metastásica toracoabdominal
ganglionar y ósea. A) Imágenes de fusión del estudio PET-TC con FDG en el plano coronal,
sagital y axial que muestran la marcada actividad metabólica del tumor renal primario localizado
en polo superior renal izquierdo. B) Imágenes axiales de fusión PET-TC e imágenes PET
a diferentes niveles que muestran captación del radiotrazador (FDG) en adenopatías hiliares
pulmonares bilaterales y retroperitoneales paraaórticas izquierdas. C) Imágenes coronales
de fusión PET-TC a tres niveles que muestran afectación metastásica ósea
(cuerpos vertebrales C7 y T1) y adenopática hiliar pulmonar y retroperitoneal.
D) Imagen volumétrica PET frontal y lateral que demuestra el estadio IV avanzado del paciente,
con afectación ganglionar torácica múltiple, afectación ósea cervicotorácica
y lumbar así como ganglionar abdominal. También se evidencian focos de captación fisiológica
del radiofármaco (cerebral, miocárdica, hepatoesplénica, intestinal…) y su excreción renal
con opacificación parcial de la vía urinaria y de la vejiga.

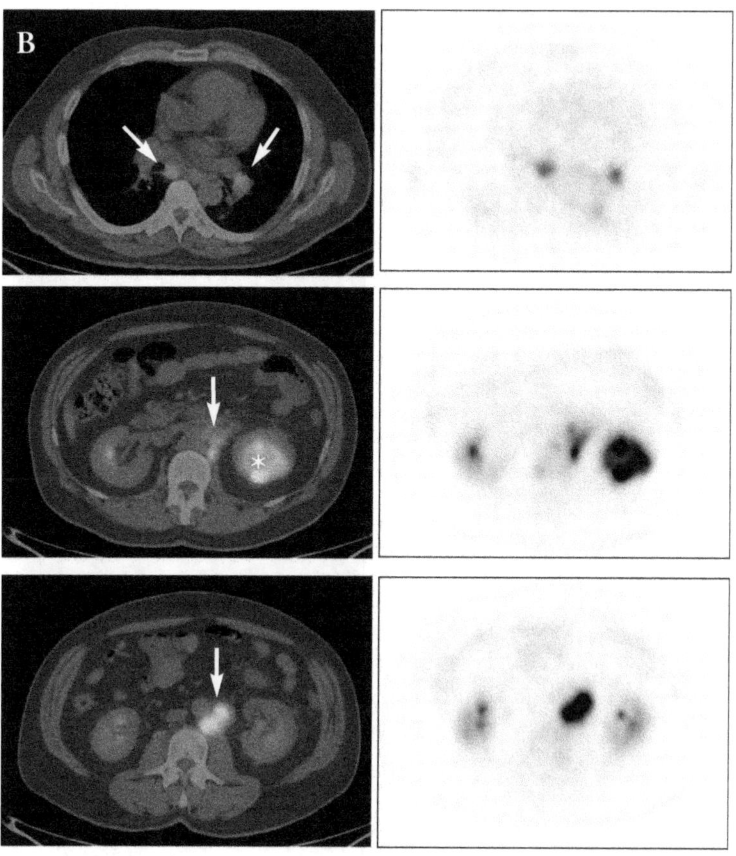

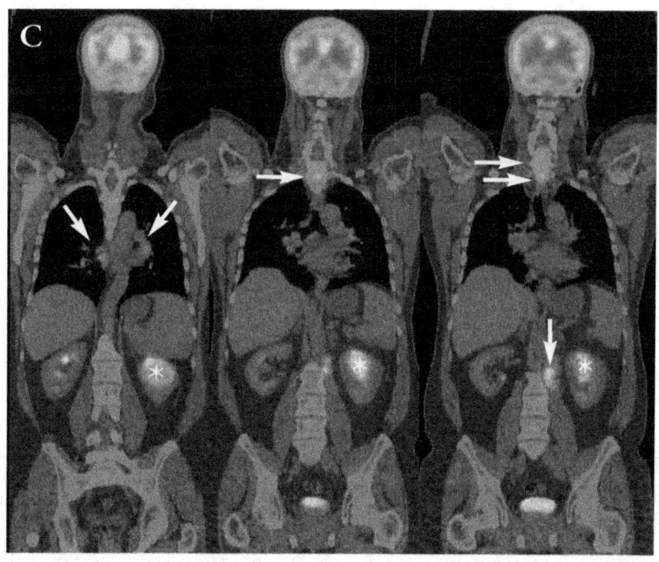

Figura 17. (Cont.)

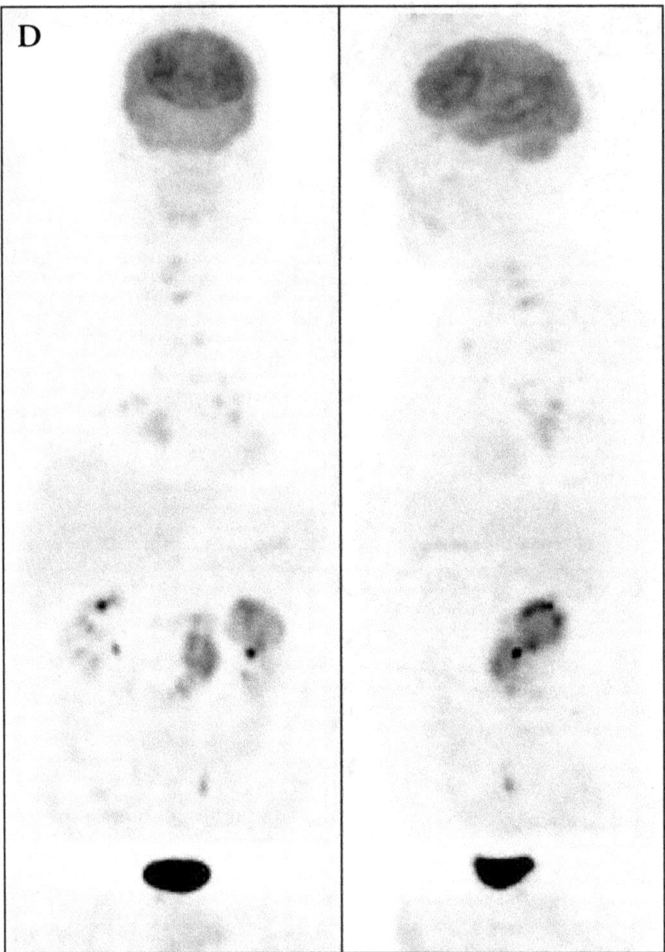

Figura 17. (Cont.)

4 Planificación quirúrgica

Los cambios en la forma de presentación del CCR en la última década, condicionados por la implementación de mejores técnicas de imagen, han estimulado la utilización cada vez mayor de técnicas quirúrgicas conservadoras del órgano.

La caracterización del tumor por las diferentes técnicas de imagen disponibles permite determinar si el paciente es candidato a recibir una cirugía conservadora del órgano, ya sea abierta o laparoscópica.

El radiólogo debe detectar y delinear todas las lesiones existentes precisando las posibles variantes anatómicas asociadas, tanto de la vía urinaria como del sistema vascular. Para ello dispone de todas las técnicas de imagen descritas previamente, contando con el apoyo que supone el posprocesado de los datos obtenidos en los estudios seccionales con TCMD y RM.

Este tipo de cirugía supone la exéresis tumoral completa con un margen de al menos 5 mm de tejido renal normal y la preservación de la mayor cantidad de parénquima renal funcionante.

Las indicaciones de nefrectomía parcial incluyen un tumor menor de 4 cm, una localización periférica, la ausencia de riñón contralateral, la presencia de tumores renales bilaterales e insuficiencia renal.

5   Seguimiento posquirúrgico y recurrencia

La recurrencia local en el lecho quirúrgico se produce en, aproximadamente, el 20-40 % de pacientes y de forma característica ocurre en los primeros cinco años tras la nefrectomía, si bien en la mayoría de ocasiones se produce en los primeros dos años. El riesgo es mayor cuando los márgenes de resección son incompletos. La recurrencia es más frecuente en aquellos pacientes con tumor primario mayor de 5 cm, con mayor grado nuclear de Fuhrman y con un estadio más avanzado en el momento de la presentación. La probabilidad de desarrollar metástasis está directamente relacionada con el estadio tumoral.[6]

Ocasionalmente, la recurrencia tumoral se produce muchos años después del tratamiento inicial. Los órganos que presentan afectación metastásica con mayor frecuencia son el pulmón, el hueso, el hígado, la glándula suprarrenal, el músculo esquelético y el páncreas.

La TC es la técnica de imagen más sensible para realizar el seguimiento abdominal de estos pacientes siendo preciso realizar una técnica de estudio optimizada. Si existe alergia al contraste yodado, realizaremos el seguimiento con RM abdominopélvica. Cuando se ha practicado cirugía conservadora del órgano es especialmente importante controlar el riñón restante, donde la recurrencia local oscila entre un 4-6 %, siendo probablemente consecuencia de multifocalidad tumoral microscópica no detectada.

Especial seguimiento requieren los pacientes con insuficiencia renal terminal, enfermedad poliquística adquirida y enfermedad de von Hippel-Lindau.

El CCR puede presentar un curso impredecible, con recurrencias después de intervalos libres de enfermedad de hasta treinta años, siendo necesario plantearse el seguimiento durante períodos muy prolongados.

Dedicado a nuestro querido amigo Pepe Royo.

BIBLIOGRAFÍA

1. Bosniak MA. Observation of small incidentally detected renal masses. Semin Urol Oncol 1995; 13(4): 267-72.

2. Bosniak MA, Birnbaum BA, Krinsky GA *et al.* Small renal parenchymal neoplasms: further observations on growth. Radiology 1995; 197(3): 589-97.

3. Kassouf W, Aprikian AG, Laplante M *et al.* Natural history of renal masses followed expectantly. J Urol 2004; 171(1): 111-13.

4. Russo P. Renal cell carcinoma: presentation, staging, and surgical treatment. Semin Oncol 2000; 27(2): 160-76.

5. Silver DA, Morash C, Brenner P *et al.* Pathologic findings at the time of nephrectomy for renal mass. Ann Surg Oncol 1997; 4(7): 570-74.

6. Zhang J, Lefkowitz R, Bach A. Imaging of Kidney Cancer. Radiol Clin N Am 2007; 45: 119-47.

7. Birnbaum BA, Jacobs JE, Ramchandani P. Multiphasic renal CT: comparison of renal mass enhancement during the corticomedullary and nephrographic phases. Radiology 1996; 200(3): 753-58.

8. Kopka L, Fischer U, Zoeller G *et al.* Dualphase helical CT of the kidney: Value of the corticomedullary and nephrographic phase for evaluation of renal lesions and preoperative staging of renal cell carcinoma. AJR Am J Roentgenol 1997; 169: 1573-578.

9. Silverman SG, Lee BY, Seltzer SE *et al.* Small (<or 5-3 cm) renal masses: correlation of spiral CT features and pathologic findings. AJR Am J Roentgenol 1994; 163(3): 597-605.

10. Cohan RH, Sherman LS, Korobkin M *et al.* Renal masses: assessment of corticomedullaryphase and nephrographic-phase CT scans. Radiology 1995; 196(2): 445-51.

11. Szolar DH, Kammerhuber F, Altziebler S *et al.* Multiphasic helical CT of the kidney: increased conspicuity for detection and characterization of small (< 3 cm) renal masses. Radiology 1997; 202(1): 211-17.

12. Herts BR, Coll DM, Novick AC *et al.* Enhancement characteristics of papillary renal neoplasms revealed on triphasic helical CT of the kidneys. AJR Am J Roentgenol 2002; 178(2): 367-72.

13. Jinzaki M, Tanimoto A, Mukai M *et al.* Doublephase helical CT of small renal parenchymal neoplasms: correlation with pathologic findings and tumor angiogenesis. J Comput Assist Tomogr 2000; 24(6): 835-42.

14. Kim JK, Kim TK, Ahn HJ *et al.* Differentiation of subtypes of renal cell carcinoma on helical CT scans. AJR Am J Roentgenol 2002; 178(6): 1499-506.

15. Ruppert-Kohlmayr AJ, Uggowitzer M, Meissnitzer T *et al.* Differentiation of renal clear cell carcinoma and renal papillary carcinoma using quantitative CT enhancement parameters. AJR Am J Roentgenol 2004; 183(5): 1387-391.

16. Sheir KZ, El-Azab M, Mosbah A *et al.* Differentiation of renal cell carcinoma subtypes by multislice computerized tomography. J Urol 2005; 174(2): 451-5 [discussion 455].

17. Zhang J, Lefkowitz R, Ishill N *et al.* Differentiation of solid renal cortical tumors by CT. Radiology 2007; 244(2): 494-504.

18. Bechtold RE, Zagoria RJ. Imaging approach to staging of renal cell carcinoma. Urol Clin North Am 1997; 24: 507-22.

19. Sheth S, Scatarige JC, Horton KM *et al.* Current concepts in the diagnosis and management of renal cell carcinoma: role of multidetector CT and three-dimensional CT. Radiographics 2001; 21(Spec No): S237-54.

20. Smith PA, Marshall FF, Corl FM *et al.* Planning nephron-sparing renal surgery using 3D helical CT angiography. J Comput Assist Tomogr 1999; 23: 649-54.

21. Pedrosa I, Sun MR, Spencer M *et al.* MR imaging of renal masses: correlation with findings at surgery and pathologic analysis. Radiographics 2008; 28: 985-1003.

22. Outwater EK, Bhatia M, Siegelman ES *et al.* Lipid in renal clear cell carcinoma: detection on opposed phase gradient-echo MR images. Radiology 1997; 205: 103-07.

23. Habboub HK, Abu-Yousef MM, Williams RD *et al.* Accuracy of color doppler sonography in assessing venous thrombus extensión in renal cell carcinoma. AJR 1997; 168: 267-71.

24. Campbell SC, Fichtner J, Novick AC *et al.* Intraoperative evaluation of renal cell carcinoma: a prospective study of the role of ultrasonography and histopathological frozen sections. J Urol 1996; 155: 1191-195.

25. Thrasher JB, Paulson DF. Prognostic factors in renal cancer. Urol Clin North Am 1993; 20: 247-61.

26. Gill IS, McClennan BL, Kerbl K *et al.* Adrenal involvement from renal cell carcinoma: predictive value of computerized tomography. J Urol 1994; 152: 1082-085.

27. Kallman DA, King BF, Hattery RR *et al.* Renal vein and inferior vena cava tumor thrombus in renal cell carcinoma: CT, US, MRI, and venacavography. J Comput Assist Tomogr 1992; 16: 240-47.

28. Staehler G, Brkovic D. The role of radical surgery for renal cell carcinoma with extension into the vena cava. J Urol 2000; 163; 1671-675.

29. Welch TJ, LeRoy AJ. Helical and electron beam CT scanning in the evaluation of renal vein involvement in patients with renal cell carcinoma. J Comput Assist Tomogr 1997; 21: 467-71.

30. Zagoria RJ, Bechtold RE, Dyer RB. Staging of renal adenocarcinoma: role of various imaging procedures. AJR Am J Roentgenol 1995; 164: 363-70.

31. Rohren EM, Turkington TG, Coleman RE. Clinical Applications of PET in Oncology. Radiology 2004; 231: 305-32.

32. Schulthess GK, Steinert HC, Hany TF. Integrated PET/CT: Current applications and future directions. Radiology 2006; 238: 405-22.

33. Blodgett TM, Meltzer CC, Townsend DW. PET/CT: Form and Function. State of the art. Radiology 2007; 242: 360-85.

34. Kapoor V, Mc.Cook BM, Torok FS. An introduction to PET-CT Imaging. Radiographics 2004; 24: 523-43.

Capítulo 5-A. Cirugía abierta para el tratamiento del carcinoma de células renales

J. L. RUIZ-CERDÁ

Servicio de Urología
Hospital Universitario La Fe de Valencia
Valencia

Dirección para correspondencia
Hospital Universitario La Fe de Valencia
Dr. J. L. Ruiz-Cerdá
Jose.L.Ruiz@uv.es

1   Introducción

La única posibilidad de curación del carcinoma de células renales (CCR) es la cirugía. Radioterapia, quimioterapia, hormonoterapia e inmunoterapia han conseguido estabilizar lesiones o retrasar la aparición de metástasis en un bajo porcentaje de casos, pero no son alternativas válidas de tratamiento con intención curativa, si bien los nuevos agentes inhibidores de la angiogénesis abren una nueva etapa para el carcinoma de células renales diseminado (CCRD). Por lo tanto, el CCR es indicativo de tratamiento quirúrgico, siempre que no exista contraindicación que lo impida.

El abordaje quirúrgico abierto para el tratamiento del CCR ha disminuido drásticamente como consecuencia de dos factores. Primero, la implantación y desarrollo avanzado del abordaje laparoscópico. Segundo, el manejo de las pequeñas masas renales mediante actitud expectante o tratamientos mínimamente invasivos. En la actualidad, la nefrectomía radical laparocóspica, bien sea mediante abordaje retroperitonenal o transperitoneal, constituye la vía estándar para la extirpación quirúrgica del CCR localizado (T1-T2), siempre y cuando reproduzca los principios oncológicos de la cirugía abierta, se realice una extirpación amplia por fuera de la fascia de gerota, se evite la ruptura del espécimen y se extraiga de manera intacta; lo cual quiere decir que debe realizarse por cirujanos expertos. La necesidad de aprendizaje de la vía laparoscópica ha conducido, a su vez, a una sobreindicación de ésta en detrimento de la vía abierta, ya que, en ocasiones, tumores pequeños (3-5 cm) que podrían haberse beneficiado de cirugía conservadora abierta, con el afán de adquirir habilidad quirúrgica, han sido tratados mediante nefrectomía radical laparoscópica, sobre todo en pacientes deseosos de recibir tratamientos menos invasivos. Por otra parte, con el aumento en la destreza quirúrgica por vía laparoscópica, las indicaciones de cirugía abierta para el CCR se han convertido cada día más cirujanos dependientes del tumor y pacientes dependientes, pues aunque en un principio el tamaño tumoral establecido por el diámetro entre 5 y 8 cm era el que condicionaba la decisión de un abordaje laparóscopico, hoy en día los expertos son capaces de extirpar tumores con diámetros muy superiores a 8 cm. El perfeccionamiento técnico ha llegado hasta el punto de realizar intervenciones por vía laparoscópica, tan impensables hasta hace poco tiempo, como nefrectomías radicales con trombo en cava.[1]

También la cirugía conservadora abierta se ha visto afectada por la implantación del abordaje laparoscópico.[2] En el caso de los tumores más pequeños con riñón contralateral sano, las series publicadas hasta el momento evidencian resultados comparables,[3] por lo que podría estar justificado su uso. Sin embargo, hoy en día estos resultados no se pueden considerar como estándares, puesto que, aunque el avance técnico ha permitido realizar nefrectomías parciales por vía laparoscópica incluso de tumores a nivel del hilio (operación muy compleja incluso para cirugía abierta) los resultados de eficacia y morbilidad de la cirugía conservadora por vía laparoscópica sí que son realmente cirujano dependientes y la reproducción de los mismos sólo está al alcance de unos pocos centros especializados. Por lo tanto, la cirugía conservadora estándar sigue siendo la abierta.

Con el aumento de la población de personas mayores y la extremada difusión de las técnicas de imagen, se ha podido comprobar que determinadas masas renales de pequeño tamaño presentan un comportamiento biológico poco agresivo y una baja probabilidad de metastatización. Esta circunstancia, unida a la morbilidad de la cirugía conservadora, ha hecho que en determinados pacientes de edad avanzada y con pluripatología, en los que se detectan pequeños tumores menores de 4 cm, se plantee una actitud expectante mediante seguimiento estrecho. Siempre que se mantengan por debajo de 4 cm y no doblen su tamaño en doce meses. Por otra parte, para este mismo grupo de pacientes se están desarrollando técnicas mínimamente invasivas como la ablación por radiofrecuencia y la crioterapia. Estas modalidades terapéuticas pertenecen aún al ámbito de la investigación; además, su eficacia está pendiente de demostrar y su seguimiento es escaso. Sin embargo, cada día se plantean más como una alternativa a la cirugía abierta, cuando el urólogo se enfrenta a situaciones clínicas individualizadas.[4]

2   Tratamiento quirúrgico del cáncer renal localizado

2.1   *Nefrectomía radical*

Es el tratamiento con intención curativa estándar del CCR localizado. El objetivo de la cirugía es la extirpación de todo el tumor con un adecuado margen de seguridad. Los principios básicos de la nefrectomía radical son la ligadura inicial de la arteria y la vena y la extirpación del riñón con su fascia de gerota, la glándula suprarrenal ipsilateral y la realización de una linfadenectomía regional. Algunos autores respetan la glándula suprarrenal por el bajo riesgo de afectación,[5] aunque en los tumores mayores de 5 cm se ha estimado el riesgo de afectación adrenal por invasión microscópica en un 7,5 %;[6] por lo tanto, la preservación de la glándula suprarrenal esta justificada en tumores más pequeños y preferentemente de polo inferior.

El grado de complejidad de la nefrectomía radical es muy variado. Los factores de los que depende son: estado general del paciente, índice de masa corporal, lado renal afectado, localización, tamaño del tumor y su extensión loco regional visceral y ganglionar, así como su afectación vascular. Las vías de abordaje son dos: lumbar y abdominal; en tumores de pequeño tamaño izquierdos y de tercio medio o inferior, la primera de éstas puede ser suficiente. La vía abdominal se lleva a cabo mediante una incisión subcostal o Chevron. En tumores de gran tamaño o de polo superior puede ser necesario extender la incisión a la cavidad torácica mediante una toraco-frenolaparatomía o prolongar el Chevron hacia arriba con esternotomía. En tumores con afectación vascular venosa el abordaje depende del nivel que alcance el trombo respecto a las venas hepáticas.[7]

La estrategia quirúrgica para llevar a cabo la nefrectomía radical con criterios oncológicos siempre es la misma: exponer ampliamente la fosa lumbar del lado correspondiente junto a la porción de retroperitoneal de los grandes vasos que permita abordar el pedículo vascular, las masas adenopáticas retroperitoneales y los trombos venosos.[7]

2.2 *Cirugía del trombo*

El CCR es un tumor caracterizado por un marcado venotropismo. Aproximadamente, entre un 4-10 % de los pacientes con CCR presenta trombo vascular. Un 36 % de ellos se presentan junto a enfermedad diseminada.[8] En el 57 % de los casos la invasión tumoral está limitada a las venas renales; la mitad de ellos de forma enteramente intrarrenal, por lo que únicamente se comprueba histológicamente. Un 33 % alcanza el nivel de la cava infradiafragmática y un 10 % la supradiafragmática.[8] Un 14 % le los pacientes con trombo supradiafragmático alcanza la aurícula derecha. Raramente, la progresión dentro de la cava se extiende por debajo de la confluencia con la vena renal, hacia la bifurcación ilíaca.[9]

La extensión del trombo tumoral dentro del sistema venoso y su límite superior condicionan el planteamiento quirúrgico. La correcta valoración mediante exploraciones complementarias es imprescindible antes de adoptar cualquier actitud quirúrgica. Si el trombo se limita a la vena renal, sin alcanzar la desembocadura en cava, se procede como en cualquier nefrectomía radical, seccionando la vena, en su porción libre o en el mismo *ostium*. Cuando protruye suavemente en el interior de la luz de la cava, desde la renal, se coloca un *clamp* de Satinsky que engloba la cava ocupada, sin necesidad de controlar la vena renal contralateral y se practica cavotomía y extracción del trombo o resección de un segmento de cava, si está infiltrada la pared. Si, por el contrario, el trombo es grande y obstructivo será necesario una movilización y control completo de la cava por arriba y por debajo del trombo con clampaje de los vasos renales contralaterales. Cuando el trombo se extiende a nivel infrahepático o retrohepático el procedimiento se complica. Es necesario movilizar el hígado seccionando los ligamentos redondo, falciforme y, en ocasiones, liberarlo del peritoneo posterior de su sujeción del diafragma; de esta forma, permite rotarlo para exponer la cava retrohepática y controlarla supra e infra trombo así como los vasos renales.[10]

Si el trombo se extiende a la cava supradiafragmática, el abordaje viene determinado por su relación con el corazón. Cuando no alcanza la aurícula se procede como en el caso anterior, empleando una vía de acceso toracoabdominal. Si invade la aurícula, se realiza atriotomía, lo que obliga a *bypass* cardiopulmonar con parada cardiocirculatoria e hipotermia profunda.

Los resultados varían ampliamente y dependen del estadio tumoral del paciente.[11-13] Históricamente, la supervivencia a cinco años de los pacientes con trombo en cava y sin enfermedad diseminada asociada estaba en un 15 %;[11] en la actualidad, con la mejora de la técnica y la disminución de la morbilidad alcanza el 63 % de los pacientes.[8] Cuando existe afectación linfática o sistémica, los resultados son muy pobres y la supervivencia mediana apenas llega al año y sólo un 10 % logra sobrevivir cinco años.[14] Por lo tanto, la cirugía radical en el CCR con afectación de la cava mejora los resultados, siempre que no exista diseminación linfática o sistémica.

Si la afectación venosa y su nivel constituye un factor pronóstico de supervivencia independiente es un tema controvertido. Los estudios multivariantes en series amplias dan resultados contradictorios.[8,14] Parece obvio que la cirugía radical de los tumores CCR con trombo en cava está asociada a un peor pronóstico. Sin embargo, el avance en las técnicas quirúrgicas, los cuidados perioperatorios y la colaboración de urólogos cirujanos hepáticos y cardíacos han disminuido drásticamente la morbilidad en este grupo de pacientes.[15] Más aún, con la introducción en la clínica de los nuevos agentes inhibidores de la angiogénesis, se plantean abordajes más agresivos.[16]

Lo cierto es que, en la actualidad, la cirugía radical representa la única oportunidad de sobrevivir para pacientes con CCR y trombo en cava. Es evidente que la supervivencia media específica es significativamente superior en CCR localizados; si bien, incluso en un porcentaje de pacientes con enfermedad diseminada se puede prolongar la supervivencia.

2.3 Linfadenectomía

Desde el punto de vista oncológico, la invasión linfática es un factor pronóstico asociado a baja supervivencia. La incidencia de afectación ganglionar varía de 13 a 32 %.[17] Los beneficios potenciales de la LFD son: estudio de extensión loco-regional de forma segura, disminución del riesgo de márgenes positivos y, por consiguiente, de la probabilidad de recidiva local, y la mejora de la supervivencia en un grupo seleccionado de pacientes en los que se resecarían las metástasis ganglionares.

La extensión tumoral definida por el estadio tumoral constituye el principal factor pronóstico de supervivencia, por lo que la información sobre la afectación ganglionar es esencial para determinar el pronóstico del paciente. Además, la afectación ganglionar tiene importantes implicaciones terapéuticas al considerar que los pacientes con ganglios positivos tienen elevado riesgo de recidiva loco-regional y deben ser incluidos en protocolos de terapia adyuvante.

En estudios retrospectivos el riesgo de recidiva local es ligeramente inferior en pacientes en los que se les ha realizado linfadenectomía, aunque la mayoría de estudios son anteriores a las modernas técnicas de imagen y podría existir un infraestadiaje previo; en la actualidad, la probabilidad de recidiva local es realmente baja, por lo que el rendimiento de una linfadenectomía extensa no parece estar justificada.

Por último, hay estudios que defienden un aumento en la supervivencia cáncer específica con la linfadenectomía asociada a la nefrectomía. La mayoría son difíciles de interpretar. La EORTC llevó a cabo el único estudio (30881) prospectivo y randomizado, comparando los resultados de la nefrectomía radical con y sin linfadenectomía extensa. Se incluyeron un total de 772 pacientes randomizados en dos de grupos. A 338 se les realizó una linfadenectomía desde la crura diafragmática hasta la bifurcación de la aorta y cava. En los tumores derechos, la disección linfática se extendió lateral a cava, precava, poscava e inter aorto-cava. En los tumores izquierdos, la disección se extendió a los ganglios preaórticos; en un análisis preliminar, en cuanto a la morbilidad, no se demostraron diferencias significativas en la tasa de complicaciones entre ambos grupos.[18] Únicamente, en el grupo de linfadenectomía se demostró un ligero aumento en el número de pacientes con pérdidas sanguíneas, sin llegar a diferencias significativas. En un 97 % de los pacientes del grupo de linfadenectomía no aparecía invasión metastásico ganglionar. Del grupo de nefrectomía sin linfadenectomía, 29 (7,8 %) presentaban adenopatías palpables durante la cirugía. Sólo seis de ellos mostraron biopsias positivas.[19]

Aunque los datos preliminares no son definitivos, se puede afirmar que no existen diferencias significativas en las tasas de progresión o supervivencia libre de enfermedad entre los grupos con o sin linfadenectomía a cinco años de mediana de seguimiento.

2.4 Cirugía conservadora

La cirugía conservadora consiste en la resección tumoral conservando el resto de parénquima renal, aparentemente libre de tumor. Su desarrollo ha sido consecuencia de la mejora de las técnicas de imagen, la experiencia desarrollada en la cirugía reno-vascular, el aumento de tumores incidentales y resultados comparables a la nefrectomía radical. El 80 % de los tumores tienen una localización polar y la resección tumoral con preservación de la función renal es casi siempre posible, la mayoría de los carcinomas se encuentran rodeados de una pseudocápsula de tejido fibroso, identificable en el 80 % de los tumores inferiores a 7 cm, la cual actuaría como barrera cuando está íntegra y, además, cabe destacar que la frecuencia de recidiva local es relativamente baja.[20] El hecho de que los tumores incidentales son de bajo grado y estadio con baja agresividad biológica cuestiona claramente a la cirugía radical.

La TAC en tres dimensiones es la técnica de imagen actual más útil para planear la intervención, ya que ofrece una idea exacta de la localización del tumor respecto a la vía urinaria y la vascularización renal.

Los principios quirúrgicos básicos son: control vascular primario, evitación de daño renal por isquemia, resección completa del tumor con márgenes negativos, cierre estanco del sistema colector y hemostasia cuidadosa con cierre del defecto renal.

Las indicaciones de la cirugía conservadora son imperativas, relativas o electivas (véase la tabla I). Las primeras se plantean cuando una nefrectomía radical conduce a insufi-

Imperativas
Tumor en riñón único.
Agenesia renal.
Cirugía previa o trauma.
Tumor renal bilateral.
Tumor multifocal en pacientes con CCR familiar.
Enfermedad de Von Hippel-Lindau.
Esclerosis tuberosa.
Oncocitoma renal familiar o síndrome de Birt-Hogg-Dubé.
Relativas
Tumor con riñón contralateral con lesión asociada.
Estenosis arteria renal.
Hidronefrosis.
Pielonefritis recurrente.
Nefrolitiasis.
Electivas
Tumor incidental menor de 4 cm con riñón contralateral normal.

Tabla I.
Indicaciones de la nefrectomía parcial para el CCR.

ciencia renal con necesidad de diálisis permanente; las indicaciones relativas se plantean cuando la función del riñón contralateral está comprometida en algún grado (se necesita, al menos, una función renal remanente del 20 % para evitar una situación de fallo renal terminal).[21] Con el aumento de la tasa de tumores diagnosticados de forma incidental, la cirugía conservadora indicada de forma electiva con riñón contralateral normal, ha sido cada vez más aceptada. Si bien, habitualmente se reserva para aquellos casos de tumores fácilmente resecables, de crecimiento exorrenal y menores de 4 cm.

La cirugía conservadora se lleva a cabo mediante dos procedimientos quirúrgicos: enucleación tumoral o tumorectomía y nefrectomía parcial. Ambas técnicas son realizables *in situ* o *ex situ*, dependiendo de la localización del tumor, sus dimensiones o multifocalidad. La primera está indicada en pacientes muy seleccionados con pequeños tumores periféricos, polares o de situación medio-renal, próxima a las ramas arteriales principales, con cápsula bien desarrollada e íntegra. En ocasiones, dada la multifocalidad de los tumores no cabe más remedio que realizarla. Esta característica es imposible determinarla por completo preoperatoriamente. Cabe destacar que ésta es una técnica simple, ya que no es obligado controlar el pedículo renal, poco sangrante; además se trata de una operación ampliamente preservativa, adaptable a tumores multifocales y con bajo riesgo de yatrogenia, dado que no diseca el parénquima renal sano, evitando, de este modo, lesiones de vías y necrosis tisular por isquemia. Su mayor inconveniente es el posible tejido tumoral residual y microscópico que depende de las características de la pseudocápsula. En general, los tumores pequeños mantienen íntegra la pseudocápsula, aunque pueden existir puntos de ruptura, infiltración o adelgazamiento. En tumores grandes, la pseudocápsula es discontinua, siendo mayor el riesgo de extensión peritumoral, por ello, si técnicamente es posible, es preferible realizar una nefrectomía parcial. Durante la enucleación hay que constatar esta integridad capsular, que propicia la existencia de un fácil plano de *clivaje*. Las biopsias de la propia cápsula y del lecho tumoral han de ser obligadamente negativas para asegurar la radicabilidad quirúrgica.[22]

Desde el punto de vista oncológico, la nefrectomía parcial es la técnica electiva para realizar cirugía conservadora. Está indicada en todos los tumores, bilaterales o de riñón único, encapsulados o no, que técnicamente sean resecables en su totalidad. Su mayor ventaja es la resección completa del tejido tumoral con un margen de seguridad de parénquima renal sano. Sin embargo, las resecciones excesivas condicionan pérdidas de función renal importantes y, en riñón único, pueden comprometer su función futura. Hay que valorar, asimismo, si la pérdida se ve incrementada por el posible daño al parénquima sano durante su disección, fundamentalmente por necrosis secundaria a ligaduras, o bien por coagulación de vasos sangrantes. Es una técnica más compleja que la enucleación y en ciertos casos resulta técnicamente imposible (tumor del seno).

Las complicaciones más frecuentes de la cirugía conservadora, especialmente tras la nefrectomía parcial, son la hemorragia, la fístula urinaria y la insuficiencia renal. El sangrado en el espacio perirrenal se evidencia por el drenaje del lecho quirúrgico. La hematuria franca es consecuencia de sangrado intrarrenal consecuencia de la formación de un pseudoaneurisma o fístula arteriocalicial. La utilización de diversos tipos de pegamentos de fibrina ha contribuido a mejorar la hemostasia.[22] Con la implantación de la laparoscopia, conseguir la hemostasia en períodos cortos de tiempo se ha revelado como un elemento esencial, motivo por el cual este camino de investigación supone la alternativa más sugerente, en un futuro próximo, que permitirá obviar la sutura en muchos procesos intervenidos por laparoscopia.

Cuando existe mucha pérdida de orina, la colocación de un catéter doble J es de gran ayuda. Aunque, la mejor forma de evitar la formación de un urinoma es una adecuada succión por el drenaje quirúrgico. Por último, cabe señalar que la insuficiencia renal es muy rara en pacientes con cirugía conservadora y riñón contralateral normal, aunque en ocasiones, el camplado prolongado del hilio renal puede provocar una necrosis tubular que requiere hemodiálisis temporal.

La efectividad y seguridad de la cirugía conservadora han sido puestas de manifiesto en diversas series actuales (véase la tabla II). Aunque, inicialmente, la nefrectomía parcial se planteó para las indicaciones absolutas, se ha ido extendiendo a las indicaciones electivas, es decir con riñón contralateral sano. Sin embargo, no existía evidencia científica que comparase los resultados oncológicos y de morbilidad con la nefrectomía radical hasta que la EORTC planteó el estudio 30.904; si bien los resultados oncológicos aún no han sido publicados, se prevé que sean comparables. En cualquier caso, y por el mo-

Serie	Número de pacientes	% Supervivencia específica a cinco años	% Recidiva local	Tamaño medio tumoral en cm
Lerner *et al.*[23]	185	89	5,9	≤ 4
Hafez *et al.*[24]	485	92	3,2	< 4
Lee *et al.*[25]	79	95	0	2,5
Van Poppel *et al.*[26]	76	96	0	3
Belldegrun *et al.*[27]	146	93	2,7	3,5
Barbalias *et al.*[28]	41	97,5	7,3	3,5
Patard *et al.*[29]	1.454	97	1	4
Steinbach *et al.*[30]	72	94,4	2,7	No disponible
Moll *et al.*[31]	98	100	1	4
Herr[32]	70	97,5	1,5	3

Tabla II.
Resultados de la cirugía conservadora abierta para el CCR.

mento, no se debe plantear esta opción si no se puede asegurar la extirpación completa del tumor con márgenes negativos en el riñón. Desde el punto de vista de la morbilidad, el estudio de la EORTC confirmó que la cirugía conservadora para tumores pequeños, fácilmente resecables, descubiertos incidentalmente y con riñón contralateral puede ser llevada a cabo con una tasa de complicaciones ligeramente superior a la de la nefrectomía radical. En el estudio fase III, multicéntrico y prospectivo, se randomizaron 541 pacientes en un grupo de cirugía conservadora (n = 268) y otro de nefrectomía radical RN (n = 273) sin más disección linfática que la limitada al hilio para extraer la pieza. Aunque la pérdida sanguínea perioperatoria fue ligeramente superior tras la nefrectomía radical, la tasa de hemorragias severas fue ligeramente superior en el grupo de cirugía conservadora (1,2 *versus* 3,1 %) y un 4,4 % de los pacientes del grupo de cirugía conservadora desarrolló fístula urinaria; en cambio, no hubieron diferencias significativas entre ambos grupos con relación a los porcentajes de la lesión pleural y esplénica. Un 4,4 % de los pacientes con cirugía conservadora necesitó reintervención frente a un 2,4 % del grupo de nefrectomía radical.[33]

3 Tratamiento quirúrgico de la recidiva loco-regional

3.1 *Tratamiento quirúrgico de la recidiva loco-regional tras nefrectomía radical*

Este tipo de recidiva representa una variante de enfermedad avanzada. Se produce cuando existe enfermedad residual en la fosa renal, como consecuencia de la extirpación incompleta del tumor primario, o bien, por la persistencia de células neoplásicas a nivel ganglionar. A menudo no ocasiona síntomas hasta que invade órganos adyacentes por lo que, cuando se descubre, ya es técnicamente inextirpable. Condiciona un pronóstico tan sombrío que determinados autores cuestionan la utilización de la TAC abdominopélvica como método rutinario de detección precoz.[34] Su verdadera incidencia es desconocida con exactitud aunque, con la difusión de la TAC, su detección ha ido en aumento desde un 7 %, en las décadas previas a los ochenta, hasta el 37 % posteriormente.[35] Con independencia de este hecho, su aparición se correlaciona significativamente con el estadio patológico del tumor primitivo y, en la mayoría de las ocasiones, se produce dentro del contexto de enfermedad neoplásica diseminada. En los tumores confinados al riñón y los que infiltran la cápsula localmente sin invasión regional de ganglios (pT1-2-3a No Mo) casi nunca se desarrolla. Por contra, aquéllos con infiltración de órganos adyacentes o de ganglios regionales son el grupo de mayor riesgo. Los tumores con invasión venosa no constituyen un grupo de riesgo especial, siempre y cuando no se asocie afectación ganglionar. En pacientes con tumores localizados extirpados completamente, la recidiva se produce como consecuencia de la invasión ganglionar microscópica. Este es el motivo por el cual la linfadenectomía ampliada fue defendida en el pasado por autores tan significativos en la cirugía del cáncer renal como Giuliani, quien la responsabiliza de la baja incidencia de recidivas observadas en su serie de 200 AR (2,5 %).[13]

La única posibilidad real de curación que tienen los enfermos con recidiva loco-regional es la extirpación quirúrgica, si técnicamente es factible. Sin embargo, dada la complejidad y agresividad de la intervención, la escasa experiencia que se tiene y los malos resultados obtenidos, la mayoría de los pacientes son considerados como portadores de enfermedad diseminada. Estas circunstancias no excluyen la cirugía de forma absoluta y cada caso ha de ser valorado individualmente.[36] Cuando se decide intervenir, es necesario un abordaje amplio, preferentemente toraco-abdominal, y ser muy radical con extirpación de órganos adyacentes e incluso de músculos como el cuadrado de los lomos o el psoas. La morbimortalidad operatoria es muy elevada, alcanzando el 30 %, y los resultados escasos, por lo que se debe realizar una indicación extremadamente individualizada. En el futuro, está por ver el papel de los nuevos agentes inhibidores de la angiogénesis como tratamiento previo para, posteriormente, realizar cirugía de rescate en los respondedores. Pero, en la mayoría de las ocasiones, las posibilidades terapéuticas se reducen al empleo de radioterapia paliativa o al tratamiento sistémico, más por adoptar una actitud activa que por los resultados que se obtienen. Se han descrito pacientes que logran sobrevivir largos períodos de tiempo tras la detección de la recidiva sin tratamiento;[37] por ello, en pacientes ancianos, la actitud expectante puede ser una buena alternativa.

3.2 *Tratamiento quirúrgico de la recidiva parenquimatosa tras cirugía conservadora*

En teoría, los pacientes tratados mediante cirugía conservadora tienen un riesgo elevado de recidiva parenquimatosa. Su aparición se relaciona con dos hechos: la extirpación incompleta del tumor y la presencia de multifocalidad. Para los tumores de presentación esporádica, la incidencia de lesiones satélites varía entre el 6-30 % aunque se reduce al 3,7 % cuando el tumor es igual o inferior a 3 cm de tamaño. En el adenocarcinoma renal hereditario (enfermedad de Von Hippel Lindau y adenocarcinoma renal papilar hereditario) o en el que aparece tras tratamiento crónico con diálisis puede alcanzar hasta el 50 %. No obstante, la incidencia de recidiva es relativamente baja (entre 1 y 5,9 %, véase la tabla II). Si seleccionamos a aquellos en los que la indicación de cirugía conservadora se realizó con criterios electivos, la incidencia de recidiva desciende drásticamente al 0,4 %. Por otra parte, no se han demostrado diferencias significativas en los porcentajes de recidiva según el tipo de cirugía conservadora realizada (nefrectomía parcial *versus* enucleación simple o con margen de seguridad).

Las recidivas se presentan en el 69 % de las ocasiones de forma aislada. El resto lo hace como enfermedad ya diseminada con pronóstico ominoso.[38]

En 1982 Gittes y Blute escribieron sobre el primer paciente tratado con nefrectomías parciales repetidas como consecuencia de recidiva local.[39] Posteriormente, en la mayoría de las series de cirugía conservadora, se han incluido pacientes con recidivas tratados mediante resecciones sucesivas. El tratamiento de la recidiva parenquimatosa dependerá de la indicación por la que se realizó la cirugía conservadora. Cuando sea obligada (monorreno orgánico o funcional, tumor bilateral), se valorará la realización de una nueva cirugía conservadora si técnicamente es posible y oncológicamente no comprometida. Si no es factible se realizará cirugía radical y se mantendrá al paciente en diálisis hasta que pueda ingresar en programa de trasplante. Cuando la indicación fue electiva, la primera opción sería la nefrectomía radical ipsilateral en presencia de riñón contralateral sano. Si alguna enfermedad puede comprometer la función renal en el futuro, se plantearía cirugía conservadora iterativa. Esta misma actitud es válida en caso de recidiva en el riñón contralateral.

Existe poca experiencia de cirugía iterativa conservadora. Resumiendo cuatro de las series con mayor número de casos, de un total de 487 pacientes en quince de ellos se realizó una segunda intervención por recidiva y sólo en un caso hubo indicación electiva. En los catorce pacientes restantes, la indicación fue obligada y los resultados fueron sido dispares y de seguimiento corto como para obtener conclusiones válidas.[21,30,31,40]

4   Tratamiento quirúrgico del cáncer renal multifocal

El CCR que se desarrolla en la enfermedad de Von Hippel Lindau difiere de la presentación esporádica. No existe predominio de sexo y son pacientes más jóvenes portadores de tumores múltiples y bilaterales. Aunque la mayoría son de bajo estadio, un 30 % progresan y metastatizan, y su diseminación constituye una de las causas frecuentes de muerte dentro de las múltiples posibles.

Los tumores sólidos se asocian a formaciones quísticas que contienen células neoplásicas evidentes o zonas de hiperplasia que representan CCR incipientes. Por lo tanto, el tratamiento adecuado requiere la extirpación de todo tipo de formaciones, sólidas y quísticas.[41] La bilateralidad sincrónica o metacrónica es un argumento de peso en favor de la cirugía conservadora. Aunque la multicentricidad condiciona un elevado riesgo de recidiva local, lo que en realidad puede ser tumoración *de novo*.[42]

Cuando se diagnostica la recidiva parenquimatosa, la primera opción es intentar una segunda cirugía conservadora. Los motivos son los siguientes: la nefrectomía radical bilateral elimina el riesgo de metástasis, pero requiere diálisis permanente o trasplante. La presencia de tumores extrarrenales o renales impide el ingreso en programas de trasplante y, por otra parte, los tumores del sistema nervioso central, frecuentes en estos pacientes, pueden dificultar el tratamiento con diálisis. Otro aspecto importante es que un 80 % de las recidivas son aisladas en contraposición a lo que ocurre con los tumores de presentación esporádica, donde el 80 % de las recidivas se manifiestan asociadas a metástasis a distancia o se produce ésta directamente.[42]

En cuanto a los aspectos técnicos, se deben resecar los tumores sólidos preferentemente, ya que, aunque los quísticos tengan elementos de adenocarcinoma, su comportamiento suele ser más benigno. Por otra parte, los tumores en este síndrome tienen una cápsula más desarrollada y fibrosa que facilita la enucleación, lo que permite la exéresis de lesiones múltiples y de localizaciones más comprometidas como las mesorrenales.

En términos generales, la cirugía conservadora no ha obtenido los buenos resultados que inicialmente se esperaban y, además, ésta requiere un control postoperatorio muy riguroso. La inestabilidad genética de estos enfermos les confiere una capacidad de producir neoformaciones muy importante. Posiblemente, si su esperanza de vida fuese mayor, el 100 % desarrollarían nuevas tumoraciones, por lo que se ha llegado a plantear realizar nefrectomía bilateral radical de entrada.[42] La cirugía conservadora quedaría, entonces, reservada para pacientes con tumores de grado bajo y pequeño tamaño.[43]

5   Tratamiento quirúrgico del cáncer renal diseminado

5.1   Tratamiento quirúrgico del CCR diseminado

Se considera CCR diseminado (CCRD) cuando existen metástasis a distancia, ya sea en el momento del diagnóstico, sincrónicamente con la neoplasia primaria o asincrónicamente, después de la nefrectomía radical. Existen múltiples opciones terapéuticas para el CCRD, utilizadas individualmente o bien en combinación, si bien habitualmente ineficaces. Un 20 % de los pacientes con CCRD presentan metástasis clínicas en el momento del diagnóstico y un 30 % son portadores de micrometástasis, que se manifestarán metacrónicamente tras la nefrectomía radical, asociadas o no a recidiva loco-regional.[44]

5.1.1   Nefrectomía paliativa o citorreductiva

Los objetivos de la nefrectomía son aumentar la supervivencia y mejorar la calidad de vida. Aunque no existe evidencia de que la supervivencia mejore tras la nefrectomía en la enfermedad diseminada, los argumentos a favor son: regresión espontánea de metástasis tras la extirpación del tumor primario; tratamiento o prevención de complicaciones (hematuria, sangrado, dolor en flanco); eliminación de la fuente de nuevas metástasis y reducción de la carga tumoral. Por el contrario, la nefrectomía supone una cirugía agresiva en pacientes ya debilitados de por sí y una tasa de morbimortalidad asociada.

Por otra parte, se ha sugerido que la nefrectomía previa al inicio de la inmunoterapia, aumentaría la respuesta terapéutica. Aunque existen datos que refuerzan esta idea, lo cierto es que no hubo evidencia objetiva del efecto biológico de la nefrectomía hasta que, en el año 2001, se publicaron los resultados del estudio de la EORTC 30.947 y el correspondiente a 8.949 de la Southwest Oncology Group. En ellos se evidenció la mejoría de la supervivencia de los pacientes a quienes se había realizado una nefrectomía citorreductiva antes de monoterapia con interferón alfa, comparada con aquellos sujetos que habían recibido únicamente inmunoterapia.[45] En un estudio combinado de ambos ensayos Flamigan y colaboradores demostraron una supervivencia mediana de 13,6 meses en el primer grupo comparada con 7,8 meses para el segundo (p = 0,002).[46]

Sin embargo, la aparición de las moléculas inhibidoras de la angiogénesis para el CCRD ha abierto una nueva área en el tratamiento. Los buenos resultados terapéuticos obtenidos, en términos de tiempo de progresión y supervivencia global, junto a una relativa baja tasa de toxicidad, han hecho que se abra de nuevo el debate sobre la necesidad de nefrectomía citorreductiva, así como del momento idóneo para realizarla. Si bien existen evidentes ventajas sobre la conveniencia de la terapia sistémica previa a la nefrectomía citorreductiva, no existe evidencia disponible para poder tomar decisiones terapéuticas fuera del ámbito de la investigación clínica.[47]

El dolor intratable, la hemorragia incontrolable y las alteraciones endocrinas paraneoplásicas refractarias a todo tipo de tratamiento son situaciones excepcionales donde la nefrectomía logra mejorar la calidad de vida, salvo si se trata de pacientes con metástasis múltiples y con expectativa de vida inferior a seis meses. Sin embargo, en pacientes con riesgo quirúrgico elevado, la nefrectomía puede ser reemplazada por la embolización arterial.

5.2   CCR con diseminación limitada

Se considera que un paciente es portador de CCR con diseminación limitada cuando, en el momento del diagnóstico o de forma metacrónica, presenta un solo foco metastásico o varios en un mismo órgano, siempre y cuando sean técnica, funcional y oncológicamente resecables. Actualmente, se ha recopilado experiencia suficiente en el tratamiento de focos metastásicos únicos, para afirmar que esta actitud está justificada. La resección quirúrgica completa es la única posibilidad real de curación para este grupo de pacientes. El tratamiento es multidisplinario y en ocasiones multimodal pero, progresivamente, se han ido estableciendo las indicaciones y limitaciones precisas.

Esta forma de manifestación de la enfermedad metastásica tiene una frecuencia de 2,5-3,2 %. Aunque la evolución es muy variable, se estima que el 35-40 % de los pacientes consiguen sobrevivir cinco años.[48] En ocasiones, la metástasis se diagnostica antes que el CCR originario, tras el informe anatomopatológico de un tumor considerado inicialmente primitivo del órgano donde asienta. Lo más frecuente es, en cualquier caso, que se descubra de forma sincrónica con el diagnóstico del tumor primitivo renal, o bien, durante el seguimiento post-nefrectomía. Esta circunstancia tiene importancia pronóstica porque se ha demostrado que las tasas de supervivencia a cinco años son significativamente mayores en pacientes con desarrollo metacrónico de la metástasis y, que tienen intervalos libres de enfermedad más prolongados.[48]

Los resultados del tratamiento dependen fundamentalmente del órgano y tipo de tejido donde asienta la metástasis. Igualmente, el pronóstico es mejor con focos metastásicos en tejidos blandos que en el hueso. En última instancia, el pronóstico depende de la existencia de enfermedad subclínica multifocal. Un 50 % de los pacientes desarrollarán nuevas metástasis tras la extirpación del foco aparentemente único. Por lo tanto, un requisito indispensable, antes de iniciar el tratamiento, es realizar una búsqueda exhaustiva de otros focos metastásicos. No sólo en los órganos diana habituales, sino en localizaciones menos frecuentes y difíciles de detectar como, por ejemplo, el cerebro. Además, se deben utilizar las técnicas complementarias de imagen necesarias para obtener toda la información posible sobre la extensión del foco metastásico. Por último, estos pacientes tienen porcentajes globales de mortalidad operatoria y morbilidad significativamente elevados, por lo que es obligado valorar su estado general, riesgo quirúrgico y la reserva funcional específica del órgano a intervenir.[44]

Las metástasis pulmonares son las de localización más frecuente y permiten resecciones económicas en cuña, raramente lobectomías y excepcionalmente neumonectomías (metástasis voluminosas o múltiples unilaterales). Sin embargo, a causa de su relativa rareza, es conveniente realizar el diagnóstico diferencial con otros procesos parenquimatosos pulmonares como sarcoidosis, tuberculosis o colagenosis. Las metástasis óseas ocupan el segundo lugar en frecuencia y la cirugía está indicada en el tratamiento de lesiones líticas situadas en huesos diafisarios (especialmente el fémur), con la intención de paliar el dolor o prevenir fracturas patológicas. Las metástasis cerebrales son muy sintomáticas y, en ocasiones, la primera manifestación de la enfermedad. La TAC ha mejorado considerablemente la selección quirúrgica de estos pacientes, pues la extirpación es el tratamiento de elección de las metástasis únicas. Las metástasis hepáticas son más frecuentes en la autopsia que en el momento del diagnóstico; aunque es posible la hepatectomía parcial para metástasis única, el pronóstico es muy pobre.[44]

En una serie contemporánea de 141 pacientes en los que se realizó resección de la metástasis con intención curativa tras la primera recidiva, un 44 % de los pacientes sobrevivieron cinco años, mientras que de aquellos con resección incompleta o sin tratamiento quirúrgico, únicamente un 14 y 11 %, respectivamente, lo hicieron. Los factores pronósticos de supervivencia favorables fueron: primera recidiva, resección curativa, período libre de enfermedad superior a un año, metastasis única y presentación metracónica.[49]

BIBLIOGRAFÍA

1. Romero FR, Muntener M, Bagga HS, Brito FA, Sulman A, Jarrett TW. Pure laparoscopic radical nephrectomy with level II vena caval thrombectomy, Urology 2006; 68: 1112-114.

2. Lattouf JB, Beri A, D'Ambros O, Grüll M, Leeb K, Janetschek G. Laparoscopic partial nephrectomy for hiliar tumors: technique and results. Eur Urol 2008; 54: 409-18.

3. Lane BR, Gill IS. 5-Year outcomes of laparoscopic partial nephrectomy. J Urol 2007; 177: 70-4.

4. Volpe A, Jewett MA. The role of surveillance for small renal masses. Nat Clin Pract Urol 2007; 4: 2-3.

5. Sagalowsky AI, Kadesky KT, Ewalt DM, Kennedy TJ. Factors influencing adrenal me-

tastasis in renal cell carcinoma. J Urol 1994; 151: 1181-184.

6. Von Knobloch R, Seseke F, Riedmiller H, Gröne HJ, Walthers EM, Kälble T. Radical nephrectomy for renal cell carcinoma: is adrenalectomy necessary? Eur Urol 1999; 35: 272-76.

7. Fernández JM, Regojo JM, Berian JM. Nefrectomía radical en Tratado de Urología 2.ª Edición. Jiménez Cruz JF y Rioja Sanz LA. Prous Science SA Editores 2006; 2.457.

8. Lambert EH, Pierorazio PM, Shabsigh A, Olsson CA, Benson MC, McKiernan JM. Prognostic risk stratification and clinical outcomes in patients undergoing surgical treatment for renal cell carcinoma with vascular tumor thrombus. Urology 2007; 69: 1054-058.

9. Lang H, Lindner V, Saussine C, Havel D, Faure F, Jacqmin D. Microscopic venous invasion. A prognostic factor in renal carcinoma. Eur Urol 2000; 38: 600-05.

10. Taweemonkongsap T, Nualyong C, Leewansangtong S, Amornvesukit T, Sirivatanauksorn Y, Tantiwong A, Soontrapa S. Surgical treatment of renal cell carcinoma with inferior vena cava thrombus: using liver mobilization technique to avoid cardiopulmonary bypass. Asian J Surg 2008; 32: 75-82.

11. Schafhauser W, Ebert A, Broad J, Petsch S, Schrott KM. Lymph node involvement in renal cell carcinoma and survival chance by systematic lymphadenectomy. Anticancer Res 1999; 19: 1573-578.

12. Jiménez-Cruz JF. Utilidad de la linfadenectomía en el carcinoma renal. I Curso de urología para postgraduados. Tumores de riñón y endotelio superior. Reycosa. Valencia 1986; 157.

13. Giuliani L, Giberti C, Martorana G, Rovida S. Radical extensive surgery for renal cell carcinoma: longterm results and prognostic factors. J Urol 1990; 143: 468-74.

14. Haferkamp A, Bastian PJ, Jakobi H, Pritsch M, Pfitzenmaier J, Albers P, Hallscheidt P, Müller SC, Hohenfellner M. Renal cell carcinoma with tumor thrombus extension into the vena cava: prospective long-term followup. J Urol 2007; 177: 1703-708.

15. Granberg CF, Boorjian SA, Schaff HV, Orszulak TA, Leibovich BC, Lohse CM, Cheville JC, Blute ML. Surgical management, complications, and outcome of radical nephrectomy with inferior vena cava tumor thrombectomy facilitated by vascular bypass. Urology 2008; 72: 148-52.

16. Karakiewicz PI, Suardi N, Jeldres C, Audet P, Ghosn P, Patard JJ, Perrotte P. Neoadjuvant sutent induction therapy may effectively downstage renal cell carcinoma atrial thrombi. Eur Urol 2008; 53: 845-48.

17. Giannakopoulos X, Charalabopoulos K, Charalabopoulos A, Golias C, Baltogiannis D, Sofikitis N. The role of lymphadenectomy in renal cancer surgery. An update. Exp Oncol 2004; 26: 261-64.

18. Blom JH, van Poppel H, Marechal JM, Jacqmin D, Sylvester R, Schröder FH, De Prijck L. Radical nephrectomy with and without lymph node dissection: preliminary results of the EORTC randomized phase III protocol 30881. EORTC Genitourinary Group. Eur Urol 1999; 36: 570-75.

19. Blom JH, Schröder FH, Hammond B, Sylvester R. Radical nephrectomy with and without lymph node dissection: preliminary results of EORTC Protocol 30881. The EORTC Genitourinary Group. Prog Clin Biol Res 1992; 378: 161-67.

20. Polascik TJ, Marshall FF. Partial neprhectomy. En: Hamdy FC, Basler JW, Neal DE, Catalona WJ, editores. Urologic Malignancies. St. Lous: Churchill Livingstone 2002; 304-06.

21. Uzzo RG, Novick AC. Nephron-sparing surgery for renal tumors: indications, techniques and outcomes. J Urol 2001; 166: 6-18.

22. Ruiz-Cerdá JL, Jiménez JF. Tumores del parénquima renal en Tratado de Urología 2.ª Edición. Jiménez Cruz JF y Rioja Sanz LA. Prous Science SA Editores 2006; 1791.

23. Lerner SE, Hawkins CA, Blute ML, Gragner A, Wollan PC, Eickholt JT *et al.* Disease outcome in patients with long stage renal cell carcinoma treated with nephron sparing or radical surgery. J Urol 1996; 155: 1868-873.

24. Hafez KS, Fergany AF, Novick AC. Nephron sparing surgery for localized renal cell carcinoma impact of tumor size on patient survival, tumor recurrence and TNM staging. J Urol 1999; 162: 1930-933.

25. Lee CT, Katz J, Shi W, Thaler HT, Reuter VE, Russo P. Surgical management of renal tumors 4 cm or less in a comtemporary cohort. J Urol 2000; 163: 730-36.

26. Van Poppel H, Bamelis B, Oyen R, Baert L. Partial nephrectomy for renal cell carcinoma can achive long term tumor control. J Urol 1998; 160: 674-78.

27. Belldegrun A, Tsui KH, deKernion JB, Smith RB. Efficacy of nephron-sparing surgery for renal cell carcinoma: analysis based on the new 1997 tumor-node-metastasis staging system. J Clin Oncol 1999; 17: 2868-875.

28. Barbalias GA, Liatsikos EN, Tsintavis A, Nnikiforidis G. Adenocarcinoma of the kidney: nephron-sparing surgical approach *versus* radical neprhectomy. J Surg Oncol 1999; 72: 156-61.

29. Patard JJ, Shvarts O, Lam JS, Pantuck AJ, Kim HL, Ficarra V, Cindolo L, Han KR, De La Taille A, Tostain J, Artibani W, Abbou CC, Lobel B, Chopin DK, Figlin RA, Mulders PF, Belldegrun AS. Safety and efficacy of partial nephrectomy for all T1 tumors based on an international multicenter experience. J Urol 2004; 171: 2181-185.

30. Steinbach F, Stockle M, Muller SC, Thüroff JW, Melchior SW, Stein R, Hohenfellner R. Conservative surgery of renal cell tumors in 140 patients: 21 years of experience. J Urol 1992; 148: 24-9.

31. Moll V, Becht E, Ziegler M. Kidney preserving surgery in renal cell tumors: indications, techniques and results in 152 patients. J Urol 1993; 150: 319-23.

32. Herr HW. Partial nephrectomy for unilateral renal carcinoma and a normal contralateral kidney: 10 year follow up. J Urol 1999; 161: 33-4.

33. Blom JHM, Van Poppel H, Maréchal JM, Jacquim D, Sulvester R, Schöder FH and Members of the EORTC Genitourinary Group. Radical nephrectomy with and without lymph node dissection: preliminary results of the EORTC randomized Phase III protocol 30881. Eur Urol 1999; 36: 570-75.

34. Couillard DR, DeVere White RW. Surgery of renal cell carcinoma. Urol Clin North Am 1993; 20: 263-75.

35. Sease WC, Belis JA. Computarized in the early postoperative management of renal cell carcinoma. J Urol 1986; 136: 792-96.

36. Esrig D, Ahlering TE, Lieskovsky G, Skiner DG. Experience with fossa recurrent of renal cell carcinoma. J Urol 1992; 147: 1491-494.

37. McNichols D, Segura J, DeWeer JH. Renal cell carcinoma long term survival and late recurrent. J Urol 1981; 126: 317-23.

38. Novick AC, Straffon RA. Management of locally recurrent renal cell carcinoma alter partial nephrectomy. J Urol 1987; 138: 607-10.

39. Gittes RF, Blute RD. Repeat bench surgery on a solitary kidney. J Urol 1982; 127: 530-32.

40. Morgan WR, Zincke H. Progression and survival after renal-conserving surgery for renal cell carcinoma: experience in 104 patients and extended follow-up. J Urol 1990; 144: 852-57.

41. Gnarra JR, Glenn GM, Latif F, Anglard P, Lerman MI, Zbar B, Linehan WM. Molecular genetic studies of sporadic and familial renal cell carcinoma. Urol Clin North Am 1993; 20: 207-16.

42. Novick AC, Streem SB. Long-term follow-up after nephron sparing surgery for renal cell carcinoma in von Hippel-Lindau disease. J Urol 1992;147: 1488-490.

43. Grubb RL 3rd, Choyke PL, Pinto PA, Linehan WM, Walther MM. Management of von Hippel-Lindau-associated kidney cancer. Nat Clin Pract Urol 2005; 2: 248-55.

44. Ruiz-Cerdá JL, Jiménez JF. Diagnóstico y tratamiento quirúrgico de la recidiva y enfer-

medad metastática del adenocarcinoma renal. En «Diagnóstico y tratamiento de la recidiva en los tumores urológicos». Jiménez Cruz J, y Vera Donoso, CD editores. Ed. Grupo Aula Médica SA: Madrid 1996; 1.

45. Mickisch GH, Garin A, van Poppel H *et al.* Radical nephrectomy plus interferon-alfa-based immunotherapy compared with interferon alfa alone in metastatic renal cell carcinoma: a randomised trial. Lancet 2001; 358: 966-70.

46. Flanigan RC, Salmon SE, Blumenstein BA, Bearman SI, Roy V, McGrath PC, Caton JR Jr, Munshi N, Crawford ED. Nephrectomy followed by interferon alfa-2b compared with interferon alfa 2b alone for metastatic renal cell cancer. N Engl J Med 2001; 345: 1655-659.

47. Margulis V, Word CG. Cytoreductive nephrectomy in the era of targeted molecular agents: is it time to consider presurgical systemic therapy? Eur Urol 2008; 54: 489-92.

48. Tolia BM, Whitmore WF Jr. Solitary metastasis from renal cell carcinoma. J Urol 1975; 114: 836-38.

49. Kavolius JP, Matorakos DP, Paulovich C. Resection of metastatic renal cell carcinoma. J Clin Oncol 1998;16: 2261-266.

Capítulo 5-B. Cirugía laparoscópica en el tratamiento del tumor renal

A. Rosales, J. Salvador, O. Rodríguez, J. Palou, H. Villavicencio

Servicio de Urología
Fundació Puigvert
Barcelona

Dirección para correspondencia
Fundació Puigvert
Dr. A. Rosales
arosales@fundacio-puigvert.es

1 Introducción

La primera nefrectomía laparoscópica fue realizada en 1990 por Clayman;[1] desde entonces, la cirugía laparoscópica ha ido sustituyendo progresivamente al abordaje clásico a cielo abierto en la mayor parte del tratamiento de las masas renales, benignas y malignas. En nuestro país se realizaron las primeras intervenciones en 1994 por Rioja, Hernández y Valdivia. La primera nefrectomía laparoscópica en la Fundació Puigvert se realizó en 1998 a través de un abordaje retroperitoneal.

Los beneficios reportados para este tipo de técnicas incluyen una disminución en el dolor postoperatorio, menor permanencia en el hospital y una convalencencia más breve. Como efectos negativos se postuló un aumento en el tiempo operatorio y un incremento en el precio del procedimiento, en las fases iniciales de la curva de aprendizaje.[2]

Actualmente se considera la nefrectomía radical laparoscópica como la técnica de elección en el tratamiento del cáncer renal en estadios T1 y T2.[2] Distintos trabajos encuentran resultados similares de supervivencia cáncer específica a cinco años de seguimiento para estadios T1 (91 % *versus* 87 %).[3] A su vez Portis, encuentra una supervivencia global similar en pacientes en estadio T2 de cáncer renal, comparando los dos procedimientos (100 % *versus* 89 %).[4] A medida que se ha avanzado en el dominio de la técnica, han aumentado las indicaciones de laparoscopia, tratándose actualmente, por grupos con experiencia, las lesiones tributarias de nefrectomía parcial, los casos con tumores más avanzados (T3), con afectación ganglionar y también los pacientes con enfermedad diseminada como técnica citorreductora previa a un tratamiento inmuno o quimioterápico adyuvante.[5-10] Este capítulo pretende describir el uso de la cirugía laparoscópica en el tratamiento radical del tumor renal y en la terapéutica ahorradora de nefronas, describiendo su técnica y sus resultados.

2   Nefrectomía radical laparoscópica en el tratamiento del tumor renal

2.1   Indicaciones

Actualmente se considera el *«gold standard»* para la exéresis de masas renales en estadio T1 y T2. Con experiencia pueden incluirse masas renales localmente avanzadas, con trombo en vena renal, así como masas con gran componente adenopático que obligue a una extensa linfadenectomía. Estarían contraindicadas para este tipo de técnica todas las causas que no permitan la práctica del neumoperitoneo y los tumores renales con trombos en vena cava (estudios II, III, IV).

2.2   Técnica quirúrgica

La nefrectomía laparoscópica puede realizarse por un abordaje trans o retroperitoneal, pura o manoasistida. No parece haber diferencias significativas entre las técnicas empleadas, y su utilización depende de las preferencias del cirujano.

2.3   Colocación del paciente y cuidados perioperatorios

Se posiciona a los pacientes en decúbito lateral con un ángulo de 30°. Se les coloca un vendaje neumático secuencial en extremidades inferiores, sonda vesical y nasogástrica y se les administra una profilaxis antibiótica. El catéter gástrico se retira en el momento de finalizar la intervención.

2.4   Colocación de trócares

En el abordaje transperitoneal la colocación del primer trócar se realiza tras una incisión de laparotomía de 2 cm a nivel del borde externo de los músculos rectos anteriores del abdomen, por donde se introduce un trócar de 11 mm, a través del cual colocaremos una óptica de 0° o de 30°. Puede utilizarse la aguja de Verres para la creación del neumoperitoneo si se tiene práctica. Generalmente, se trabaja con una presión intrabdominal entre 13-15 mm de Hg. De rutina hemos utilizado cuatro trócares en el abordaje del lado izquierdo y cuatro o cinco en los tumores del lado derecho.

La colocación de los trócares en el abordaje retroperitoneal se inicia mediante una incisión 2 cm por debajo de la punta de la 12.ª costilla, creando, mediante disección digital, un espacio para colocar un trócar del 11 y mediante la insuflación y el movimiento de la óptica, crear un espacio en el retroperitoneo que nos permitirá colocar dos o tres trócares más, en la línea axilar anterior y en la posterior, con el fin de triangular y encontrar el músculo psoas, que será la referencia anatómica para hallar los vasos renales.

2.5 Sistemática quirúrgica

La vía más empleada es la transperitoneal, pues permite una mejor orientación y una mejor triangulación. La vía retroperitoneal constituye la más rápida al pedículo renal y sería la escogida en casos de cirugías abdominales previas muy complejas con sellado de la cavidad peritoneal. La laparoscopia pura parece que ofrece al cirujano una mayor destreza quirúrgica y la opción mano asistida puede ser un buen recurso para evitar la conversión a un procedimiento clásico a cielo abierto, en casos de complicaciones con la técnica endoscópica. De todas formas, el cirujano puede escoger qué modalidad le ofrece un campo más confortable, aunque es conveniente conocer las vías de abordaje de todas ellas, para tener más opciones quirúrgicas según el caso concreto.

La técnica quirúrgica por vía anterior es similar a la empleada en cirugía abierta. Se practica una incisión en la línea de Toldt, se separa el colon de la cara anterior de la fascia de Gerota, procurando no realizar ojales en el mesenterio para evitar hernias internas. En el lado derecho conviene realizar una buena maniobra de Kocher y separar el duodeno de la cara anterior de la vena cava y de la vena renal derecha. Se localizan la vena gonádica y el uréter y, tras la sección del mismo y de la vena gonádica en el lado izquierdo, se eleva el polo renal inferior con una torunda y se diseca el hilio renal mediante disector de ángulo recto. La arteria y la vena son clipados separadamente mediante clips o endogia y se aborda el polo renal superior, para finalizar la intervención embolsando la pieza, extrayéndola por una contrabertura de 6-7 cm a nivel de línea media o en la fosa ilíaca correspondiente. En mujeres puede extraerse por la vagina. No es aconsejable la fragmentación o «morcelación» de la pieza por el riesgo de siembra celular. En casos de grandes masas renales o tumores de polo superior izquierdos es útil la luxación del eje esplenopancreático para llevar hacia la línea media el bazo, maniobra que facilita la disección renal y minimiza la lesión esplénica. La linfadenectomía sólo la indicamos en estadios T3 o con presencia ganglionar sospechosa en las pruebas de imagen. La exéresis de glándula suprarrenal se indicará en masas de polo superior en tumores en estadio T2 o en casos en que la glándula sea sospechosa en la TAC o RNM realizadas.

2.6 Discusión

2.6.1 Resultados y seguimiento a largo plazo

2.6.1.1 Comparación de la técnica laparoscópica y la cirugía abierta

Existen cinco estudios retrospectivos a largo plazo (> 5 años) que comparan la cirugía laparoscópica pura *versus* la abierta y la manoasistida *versus* la clásica.[11-15] Sus parámetros se hallan expuestos en la tabla I. El tiempo de seguimiento está en un rango entre 38 y 75 meses; la tasa de complicaciones globales varía entre 1-12 % en el grupo de la laparoscopia y entre un 4-15 % en el de la cirugía abierta, no siendo significativas las diferencias, aunque no se hace referencia en el seguimiento a la aparición de eventraciones o de la morbilidad relacionada con la incisión. En la estancia hospitalaria y en la convalecencia sí se encuentran diferencias significativas en el grupo de la laparoscopia siendo el rango entre 1,4-7,4, *versus* 3,9-10,2 días y con una recuperación entre 1,6-3,2 semanas *versus* 3,3-4.7, respectivamente. Colombo y Hemal recogen una menor pérdida sanguínea en el grupo laparoscópico (183 *versus* 461 cc) y (246 *versus* 537 cc). Miyake encuentra un tiempo quirúrgico más prolongado en los pacientes sometidos a cirugía laparoscópica manoasistida (273 minutos *versus* 189 minutos). Respecto a los resultados oncológicos, excepto los datos del grupo de Miyake, la supervivencia libre de enfermedad, la supervivencia cáncer específica y la supervivencia global, son similares en los grupos comparados, siendo la media de 90, 93 y 87 % a los cinco años en tumores T1 y T2 < a 15 cm. Colombo recoge que la supervivencia de los enfermos que desarrollaron enfermedad metastásica fue de 25 meses en el grupo endoscópico y de 17 meses en los sometidos a cirugía abierta. En dichos estudios no se reportan recurrencias en las incisiones de los puertos de entrada, pues su prevalencia es baja, estimándose entre un 0,09 y un 0,35 %, siendo la rotura tumoral intracorpórea, la morcelación y la extracción del tumor sin embolsado uno de los factores predisponentes a dicha complicación (véase la tabla I).

Sólo se ha publicado un estudio randomizado comparando la cirugía laparoscópica *versus* la cirugía a cielo abierto. Las intervenciones se aplicaron para enfermedades malignas y benignas, en masas menores de 8 cm sobre 45 pacientes. No se encontraron diferencias significativas en el tiempo operatorio (105 comparado con 93 minutos) ni, sorprendentemente, en la estancia hospitalaria (cuatro *versus* cinco días). El dolor postoperatorio fue menor en el grupo laparoscópico tras examen con escala analógica visual. El retorno a la actividad normal fue de 42 días en el grupo de la laparoscopia y de 62 en la de la cirugía abierta.[16]

Estudio	Comparación	Criterios de inclusión	N.º de pacientes		Media de seguimiento (meses)		Estancia hospitalaria (días)		Complicaciones postoperatorias		Convalecencia (semanas)		Supervivencia libre de enfermedad		Supervivencia cáncer específica		Supervivencia global cinco años	
			LRN	ORN	LRN	ORN	LRN	ORN	LRN	ORN	LRN	ORN	LRN	ORN	LRN	ORN	LRN	ORN
Colombo *et al.*	LRN y ORN	T1, T2 ≤15 cm	45	43	60	72	1,4a	3,9							90	92	81	79
Hemal *et al.*	LRN y ORN	Sólo T2	41	71	51	57	3,6a	6,6	12	15	1,6ª	3,3	92	90	95	94	88	89
Chung *et al.*	HALRN y ORN	T1, T2	54	70	47	70	5,5a	9,4	7,4	10	3,2ª	4,7	91	89	94	94	93	94
Kawauchi *et al.*	HALRN y ORN	T1, T2	123	70	41	75			8,9	10			92	91	92	94		
Miyake *et al.*	HALRN y ORN	T1, T2 ≤10 cm	63	67	38	41	7,4a	10,2	1	4			85b	90	92	93		
Total			326	321	47	63	4,5	7,5	7,3	9,8	2,4	4,0	90	90	93	93	87	87

Tabla I.
Estudios retrospectivos a largo plazo de cirugía radical laparoscópica. LPN: nefrectromía radical laparoscópica; OPN: nefrectomía radical a cielo abierto; HALRN: nefrectomía radical laparoscópica manoasistida.

2.6.1.2   Cirugía laparoscópica en tumores T1 y T2. Complicaciones

Gong revisa una población de 141 pacientes, comparando 98 enfermos es estadio T1 y 43 en estadio T2, sometidos a cirugía laparoscópica. La tasa de transfusiones fue superior en los pacientes con tumores mayores (8 *versus* 23 %). La tasa de complicaciones (21 *versus* 25 %) y la estancia media (2 *versus* 2,5 días) fueron similares en ambos grupos, aunque hubo más conversiones a cirugía abierta en el grupo de T2 (1 *versus* 12 %).[17]

Nuestro grupo realizó un total de 428 nefrectomías laparoscópicas para distintos procedimientos entre el 2000 y el 2005, siendo 186 nefrectomías radicales laparoscópicas puras transperitoneales por tumores renales en estadio T1 y T2. En estas últimas recogimos seis complicaciones mayores (3,2 %) con dos lesiones de vasos mayores que obligaron a la conversión. Se practicó una esplenectomía laparoscópica por lesión esplénica, tuvimos un caso de oclusión intestinal en el postoperatorio, una lesión diafragmática con neumotórax y una fragmentación renal en el momento de la extracción de la pieza quirúrgica. Se contabilizaron trece complicaciones menores (6,9 %): una neumonía, dos sangrados postquirúrgicos sintomáticos, un íleo paralítico, tres eventraciones, cuatro infecciones de la herida quirúrgica, una retención urinaria y un caso de linforrea persistente tras una linfadenectomía paraórtica. Las complicaciones mayores se encontraron en el inicio de la curva de aprendizaje (en los primeros 50 procedimientos) y las eventraciones se objetivaron en todas las fases de la curva de destreza de todos los cirujanos.[18]

2.6.1.3   Laparoscopia pura versus manoasistida. Transperitoneal versus retroperitoneal

Martin realizó un estudio retrospectivo sobre 271 pacientes tratados por tumor renal en estadio menor a T3b, 158 por vía manoasistida y 113 por la técnica pura transperitoneal y no encontró diferencias entre la pérdida hemática (100 ml), la incisión abdominal (6 cm) y en las complicaciones globales (10 *versus* 8 %). Por otro lado, halló más conversiones en la cirugía laparoscópica pura (6,2 *versus* 2,5 %) y más íleo paralítico. A su vez, la laparoscopia pura mejora los parámetros de estancia hospitalaria (2 *versus* 4) y un menor consumo analgésico de morfina (37 *versus* 80 mg).[19]

La cirugía laparoscópica ofrece una buena alternativa para pacientes obesos, con índices de masa corporal superior o igual a 40 kg/m^2. Berglund publica un estudio retrospectivo de 51 pacientes a los que se les realizó 53 procedimientos laparoscópicos renales 40 por vía retroperitoneal y 13 por transperitoneal. El tiempo operatorio fue similar, con una tasa mayor de sangrado en el primer grupo que en el segundo, aunque ninguna diferencia fue significativa.[20]

2.6.2   Indicaciones límite

Cirujanos con experiencia en este tipo de técnicas han podido ampliar la cirugía radical laparoscópica a casos más extremos como pueden ser tumores localmente avanzados, con trombo en vena renal y cava infradiafragmática y la práctica de la nefrectomía citorreductora en pacientes con metástasis a distancia.

Hammond presenta su experiencia en nefrectomías radicales laparoscópicas en seis pacientes con tumores renales en estadio T3b; en tres de los casos el trombo en vena renal fue sospechado en los estudios de extensión y en los otros tres restantes fue el estudio histológico el que los puso de manifiesto. La media del tamaño tumoral fue de 9,5 cm. Con un tiempo de seguimiento de 27 meses todos los pacientes se hallaban vivos, cinco de ellos libres de enfermedad y uno con recurrencia pulmonar.[21]

Steinnerd realizó una nefrectomía radical laparoscópica a cinco pacientes con trombo tumoral en vena renal (nivel I). La media de tumor fue de 5,5 cm, la pérdida sanguínea de 150 cc y no se referenció conversión a cirugía abierta. El uso de estudio ultrasónico puede facilitar un mejor estadiaje del trombo tumoral. En ocasiones es útil el «ordeño» cuidadoso del trombo desde el ostium de la vena real hacia el riñón mediante una pinza atraumática mientras se coloca una endogia o los Hem-o-lock.[7] Romero puede practicar con un buen resultado una nefrectomía radical laparoscópica pura y una trombectomía en cava inferior en un nivel II, con una pérdida hemática de 200 cc y sin complicaciones postoperatorias. Tras la ligadura precoz de la arteria se practicó una oclusión de la vena cava inferior mediante un separador de Satinsky laparoscópico y seguidamente se realizó una cavotomía, la extracción del trombo junto con el riñón y una sutura con monofilamento del 3/0.[8]

3   Nefrectomía parcial laparoscópica en el tratamiento del tumor renal

El diagnóstico incidental del cáncer renal ha aumentado en la última década gracias al uso de la ecografía y de las demás técnicas de imagen para estudio de la cavidad abdominal. De estas masas renales el 70 % son menores a 4 cm.[22] Desde la primera nefrectomía laparoscópica para el tratamiento del tumor renal, esta técnica se desarrolló rapidamente, permitiendo que Winfield,[23] en 1993, practicara la primera nefrectomía parcial laparoscópica. Los resultados obtenidos por Gill,[24] Guillonneau,[25] Janetschek[26] y Rassweiler[27] muestran la reproductibilidad, eficacia y seguridad de la técnica cuando es realizada correctamente.

Se ha demostrado que la nefrectomía parcial presenta unos resultados similares con la radical en pacientes seleccionados, con una supervivencia cáncer específica del 100 % a cinco años; aunque, cabe señalar que esta técnica es difícil, siendo el control de la hemostasia y el cierre de la vía urinaria los dos puntos más conflictivos. De hecho, la Asociación Europea de Urología la considera un procedimiento de complejidad similar a la linfadenectomía retroperitoneal.

Un estudio de Gill comparando la cirugía parcial laparoscópica y la cirugía abierta demostró que aquella presenta un mayor período de isquemia caliente, con más complicaciones intraoperatorias, aunque la función renal fue preservada por igual y los pacientes se recuperaron más rápidamente.[24]

En muchos casos se requiere la hipotermia del riñón para poder realizar dicha técnica por el apremio a que se ve sometido el cirujano para llevarla a cabo en menos de 30 minutos. En los últimos años la adopción de la cirugía laparoscópica como otro procedimiento más, dentro del armamentario quirúrgico que el urólogo debe ofrecer a sus pacientes, y la comprobación que su eficacia oncológica es similar a la cirugía abierta, ha motivado que la nefrectomía laparoscópica sea el tratamiento de elección en la mayor parte de los tumores renales. Sin embargo, la dificultad que conlleva la práctica de la nefrectomía parcial laparoscópica ha impedido que se haya extendido su uso, pues requiere de un cierto dominio de la sutura intracorpórea y de la disección endocavitaria. Este hecho ha producido que se hayan utilizado distintas técnicas no exeréticas para poder tratar los pequeños tumores renales, como la crioterapia o la radiofrecuencia que presentan una media de recurrencia tumoral del 2-8 %.[28] Con el fin de obtener una mejor hemostasia, han aparecido productos biológicos con propiedades hemostáticas y sellantes para disminuir la necesidad en el uso de sutura intracorpórea. La técnica laparoscópica intenta reproducir los mismos pasos de la cirugía abierta, generalmente, mediante control del pedículo vascular renal, manteniendo dos prioridades básicas: control oncológico con mínima pérdida nefronal e intervención con la menor morbilidad posible.[29]

4   Técnica quirúrgica

4.1   Colocación del paciente y cuidados perioperatorios

Se posiciona a los pacientes en decúbito lateral con un ángulo de 30° (igual que cuando se va a efectuar la nefrectomía radical). Se les aplica un vendaje neumático secuencial en extremidades inferiores, sonda vesical y nasogástrica y se les administra un gramo de cefonicid ev. como profilaxis antibiótica. El catéter gástrico se retira en el momento de finalizar la intervención.

4.2   Colocación de trócares

La colocación del primer trócar se realiza tras una incisión de laparotomía de 2 cm a nivel del borde externo de los músculos rectos anteriores del abdomen, por donde se introduce un trócar de 12 mm, a través del cual colocaremos una óptica de 0° y luego de 30°.

Generalmente hemos utilizado cinco trócares en el abordaje del lado izquierdo y cinco o seis en los tumores del lado derecho.

4.3 Sistemática quirúrgica

La sistemática de la técnica quirúrgica se realiza de forma reglada. Tras una amplia decolación se realiza una maniobra de Kocher en el lado derecho, y seguidamente una disección de hilio renal con la colocación de un torniquete de Rumel a nivel de la arteria o arterias renales (véase la figura 1).

En un caso se colocó un clamp de Satisky laparoscópico, correspondiendo un caso de una heminefrectomía.

Previo al clampado vascular se administran 20 mg de manitol por vía endovenosa y se realiza la oclusión arterial tres minutos después de su perfusión, para proteger la función renal de la isquemia caliente.

La disección de la superficie renal una vez liberada de su grasa, permite una buena inspección renal y la posibilidad de una óptima movilización renal, lo que nos facilitará el procedimiento. Una vez localizado el tumor, realizamos una ecografía endocavitaria con un transductor de alta resolución, cuyo uso se justifica cuando existen dudas sobre la profundidad de la lesión y su relación con la medular renal.

Delimitaremos el borde de sección (con margen de seguridad) con diatermia monopolar. Un detalle relevante es la posibilidad de cambio de la óptica a través de otro puer-

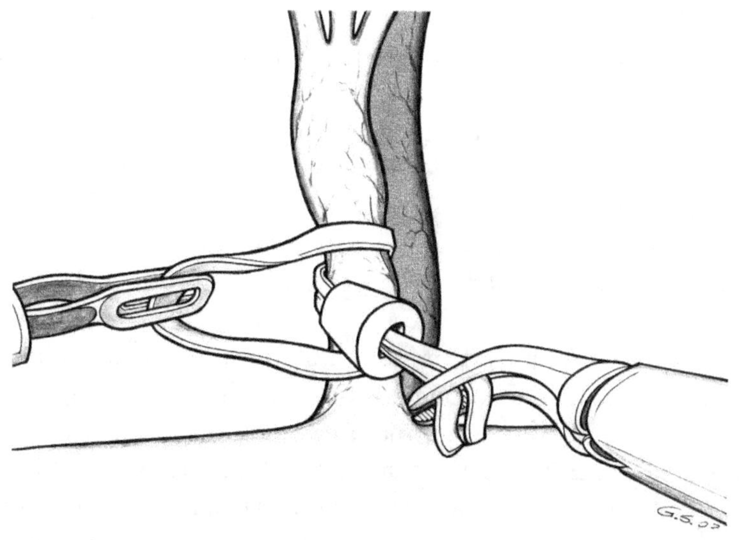

Figura 1.
Rumel laparoscópico modificado para control vascular.

to de 10 mm dependiendo de la localización del tumor para conseguir una visión y un ángulo de trabajo óptimo.

Normalmente, ocluimos la arteria renal mediante torniquete de Rumel modificado para la cirugía laparoscópica, aunque cuando se abordan masas renales mayores, hiliares o con poca relevancia en la superficie externa del riñón podemos utilizar el control «en bloque» mediante un Satinsky laparoscópico. Se practica la nefrectomía parcial o la tumorectomía mediante corte monopolar en la corteza renal y mediante corte frío en la medular, coagulando selectivamente los pequeños vasos arteriales que aparezcan durante la sección. Tras ello se realiza la sutura de la vía cuando ésta ha sido abierta de forma extensa mediante sutura con monocryl del 3/0. Se colocará trombina bovina (Floseal) y Surgicel enrollado en el lecho del tumor y puntos de colchonero con Vicryl del 2/0 o puntos de sutura mediante clips plásticos apropiados, en caso que dicha sutura sea necesaria. Para sellar los márgenes se coloca un adhesivo biológico (Bioglue) compuesto por albúmina y glutaraldehido. Se puede usar la coagulación del lecho con bisturí de Argón. Tras comprobar la correcta hemostasia se coloca un drenaje aspirativo y cerramos los orificios de los trócares de 12 mm. La extracción de la pieza quirúrgica es practicada mediante endocat de 10 mm.

4.4 Experiencia personal

Desde febrero de 2002 a diciembre de 2005 hemos realizado en nuestro centro 55 nefrectomías parciales laparoscópicas por tumor renal. El abordaje fue transperitoneal, siendo 39 varones y 16 mujeres con una edad media de 64 años (entre 26 y 77 años). Todas las cirugías se realizaron mediante técnica laparoscópica pura, a excepción de un caso que se finalizó mediante con el procedimiento de mano asistida. En 23 casos, las nefrectomías parciales laparoscópicas correspondieron al lado derecho y 32 de ellas al izquierdo. La media de tamaño de las masas renales fue de 2,6 cm (entre 1,5 y 7 cm). Se realizaron dos cirugías sobre pacientes monorrenos y una de ellas fue practicada sobre un riñón trasplantado, siendo el primer caso descrito en la literatura.[30] Los tumores fueron masas exofíticas renales, a excepción de dos casos, que al no deformar la superficie renal se localizaron mediante ecografía intracorpórea con una sonda de alta frecuencia.

El tiempo medio de la intervención fue de 200 minutos, el sangrado de 190 cc (entre 50 y 400 cc) y la estancia media hospitalaria de cinco días (entre cuatro y siete jornadas). Realizamos sutura específica de la vía urinaria en cinco casos, no apareciendo fístulas urinarias. El tiempo de isquemia caliente resultó de 28 minutos (entre 20 y 43). El estudio histopatológico demostró 45 carcinomas renales, cuatro angiomiolipomas, cinco oncocitomas y un nefroma quístico. Todos fueron T1 excepto cuatro tumores de 7 cm (T2), en los que realizamos heminefrectomías. En dos (5,4 %) casos se objetivaron márgenes positivos, en un carcinoma renal y en un caso de oncocitoma. En ambas situaciones se usó el bisturí de Argón para la coagulación superficial del lecho y tras 30 meses de seguimiento no se han apreciado recidivas tumorales, aunque un paciente (pT2) presentó metástasis pulmonares a los 20 meses de la intervención, mientras seguía un programa de inmunoterapia. Como complicaciones hemos tenido tres sangrados postoperatorios sintomáticos que requirieron transfusión y se manejaron de forma conservadora y una (1,8 %) fuga urinaria tratada con nefrostomía.

El seguimiento de los enfermos se ha realizado mediante ecografía semestral y TAC anual, así como con determinación de función renal. En el caso de una paciente monorrena, tras la cirugía laparoscópica se presentó un aclaramiento de creatinina de 25 ml/m.

5 Discusión

5.1 *Indicaciones*

La nefrectomía parcial laparoscópica intenta simular los pasos quirúrgicos de la cirugía abierta, así como sus indicaciones. En la actualidad se acepta como adecuada en pacientes monorrenos, con tumor renal bilateral y en enfermos con insuficiencia renal (indicaciones imperativas), así como en aquellos pacientes con tumores renales iguales o inferiores a 4 cm de diámetro, exofíticos con riñón contralateral normal (indicaciones electivas o programada). El abordaje de tumores mayores está en discusión por el riesgo de recurrencia tumoral, multifocalidad o dificultad técnica, aunque el aumento de la experiencia del cirujano plantea modificar el límite y elevarlo con ello hasta 7 cm.[29] Generalmente se desestiman para el abordaje parcial laparoscópico los tumores de localización media o cercana al seno renal por el aumento de sangrado postoperatorio, posibilidad de crear áreas necróticas de parénquima renal o riesgo de incisión de la pseudocápsula del tumor renal comprometiendo por todo ello el resultado oncológico del procedimiento. También los tumores con un componente mixto sólido y líquido son de gran riesgo por la posibilidad de fragmentación intrabdominal durante las manipulaciones quirúrgicas. Aunque la experiencia de los distintos grupos favorece que se amplíen las indicaciones de este tipo de técnica aumentado el riesgo de complicaciones.

5.2 *Abordaje*

El abordaje transperitoneal de los tumores anteriores y situados en el polo inferior es más sencillo que los que se hallan en la cara posterior y superior, los cuales serían candidatos ideales para un acercamiento retroperitoneal; aunque, también, una completa disección del riñón puede hacer posible una total exposición renal en un abordaje transperitoneal.[29]

La cirugía manoasistida puede ser útil en casos concretos de tumores de gran volumen, pudiendo controlar mejor la hemorragia con la compresión manual y alargando así el tiempo de trabajo, minimizando por ende el período de isquemia caliente en casos de difícil acceso o de gran volumen.[31]

Los antecedentes de cirugías previas pueden a su vez constituir una dificultad añadida en el abordaje anterior, por la posibilidad de encontrar adherencias que dificulten la disección renal, pero la realización de minilaparotomía o la colocación de trócares bajo visión, así como una disección cuidadosa, pueden hacer posible este procedimiento. Por lo que se refiere a la obesidad, y aunque en los primeros tiempos se demostró que aumentaba la morbilidad de esta técnica, hay que destacar las experiencias acumuladas hasta el día de hoy que demuestran que los pacientes con este problema se benefician de abordajes menos agresivos.[32]

5.3 Utilidad del cateterismo ureteral

En este tipo de intervenciones, el uso de drenaje del sistema colector mediante un cateterismo ureteral está en discusión. Autores como Gill[29] y Bermúdez[33] lo usan para evaluar la dimensión de la apertura del sistema colector mediante la instilación de índigo carmín. Bove[34] refiere que, en su experiencia, no existe diferencia entre colocar o no un catéter ureteral para minimizar las fístulas, aunque su serie es limitada. Al igual que Johnston,[35] nosotros no lo utilizamos de forma rutinaria y aunque hemos necesitado suturar en pocos casos la vía urinaria, no hemos tenido pocas fugas. En el estudio referido, de 100 casos intervenidos, en los primeros 75 procedimientos apareció una fístula, ello sin cerrar nunca la vía urinaria ya que las lesiones eran periféricas y los casos escogidos. Creemos que la compresión del parénquima mediante los puntos hemostáticos reduce la superficie de vía urinaria abierta y minimiza la posibilidad de fístula. Por ello, consideramos que sólo sería realmente efectivo el uso de un catéter ureteral como drenaje en la vía urinaria en caso de lesiones extensas que obliguen a realizar una heminefrectomía (resección de > 30 % del parénquima renal) y cuando preveamos que la apertura de la vía será extensa o que la hemostasia se presenta difícil, lo que conllevaría un aumento de presión de la vía urinaria por la ocupación de coágulos.

5.4 Control del pedículo vascular e isquemia renal

Se han utilizado diversas formas para realizar la nefrectomía parcial laparoscópica: sin obstrucción del pedículo, mediante oclusión hiliar en isquemia caliente y fría.

La disección del pedículo vascular renal durante la nefrectomía parcial laparoscópica puede ser una maniobra algo difícil para cirujanos sin mucha experiencia en cirugía laparoscópica renal, y por lo tanto puede consumir mucho tiempo y llevar implícito un riesgo de lesión de los vasos. Por esto se han descrito distintos mecanismos para practicar la exéresis tumoral sin clampado arterial. También la mejora en los distintos agentes hemostáticos biológicos ha favorecido que se puedan abordar dichos procedimientos sin disección hiliar. Se han utilizado distintas fuentes de energía como la corriente mono y bipolar (ligasure)®, ultrasonidos (ultracision y cusa)®, radiofrecuencia, suero salino a presión (hidrojet), microondas y láser (holmium, KTP).[28] Todos ellos tendrían como ventaja obviar la necesidad de disección del pedículo (ganando tiempo) y favorecer la ausencia de isquemia renal. Como inconvenientes nos encontraríamos con la posibilidad de un mayor sangrado y la aparición de márgenes positivos, a causa de la disminución de la visibilidad necesaria para realizar una resección por el plano correcto de la medular.

Otra posibilidad consiste en no ocluir el pedículo en caso de tumores periféricos, y realizar una compresión del parénquima renal, ya sea mediante la introducción de la mano con cinchas compresivas o con clamps que introducidos por los trócares y rodeando uno de los polos renales, provocarán una isquemia selectiva que permitirá efectuar la exéresis del tumor. La utilización de dichos dispositivos no ha sido muy reproducible y por ello pocos autores los utilizan; en cambio el recurso de colocar un dispositivo mano asistido puede alargar el tiempo de trabajo, a costa de una posición más incómoda, pero que permita al fin una correcta realización de la técnica.[28]

Distintos estudios experimentales han relacionado la duración de la isquemia caliente con la alteración de la funcionalidad renal. Veamos algunos ejemplos: tras una isquemia de 30 minutos, la recuperación de la función renal es total tras varias horas; por otro lado, una isquemia de 60 minutos provoca en la rata una disfunción renal con una necrosis tubular que se puede recuperar en treinta días; por lo que se refiere a isquemia caliente de 90 minutos, ésta provoca una pérdida de unidad renal en el 83 % de los casos.[36] Recientemente, Gill ha modificado su técnica inicial y ha logrado disminuir el tiempo de isquemia renal liberando el pedículo vascular tras realizar una sutura en la medular renal para sellar la vía urinaria o bien para suturar los vasos seccionados tras la exéresis del tumor. Esto le ha permitido reducir la anoxia de 31 a 13 minutos de media, sin modificar parámetros de sangrado o complicaciones postoperatorias.[37]

Shekarriz,[38] por su parte, realizó gammagrafías renales tras la práctica de nefrectomías parciales laparoscópicas con una media de isquemia caliente de 22,5 minutos con un rango entre 10 y 40. En ningún caso se apreció perdida de ninguna unidad renal. Por otro lado, Kane[39] también apoya esta hipótesis afirmando que tras quince procedimientos con un tiempo de isquemia de 43 minutos la función renal global no se vio afectada. Ello implica que los métodos de nefrectomía parcial laparoscópica que utilicen isquemia caliente requieren que ésta no sobrepase los 30-40 minutos para salvaguarda de la función renal

Para la oclusión de los vasos renales se han utilizado distintos métodos, siendo los más utilizados: los *bulldocks*, las pinzas de Satinsky laparoscópico y el torniquete de Rumel modificado en nuestro centro para la cirugía laparoscópica.[40] Todos son buenos dispositivos pero requieren de una serie de detalles en cuanto a su uso. Los clamps vasculares se colocan mediante unas pinzas que «abrazan» a los *bulldocks* en su recorrido por la cavidad abdominal. Es posible que al abrirlos para colocarlos en los vasos o para extraerlos una vez finalizado el procedimiento, puedan desprenderse y caer dentro del abdomen, siendo a veces difícil su rescate. La pinza de Satinsky es útil pues puede evitar una disección exhaustiva del pedículo vascular y realizar una oclusión total de arteria y vena, pero su colocación debe ser muy delicada, ya que en ocasiones pueden producirse desgarros venosos o lesiones en la íntima de arterias renales con severa aterosclerosis. A su vez el *vaseloop* del torniquete de Rumel puede seccionarse si se utilizan clips metálicos, hecho que se minimiza si se utilizan clips plásticos como los de la casa Weck (Hem-o-loc*k*®).

Realizar una isquemia fría correcta, alcanzando los 20°C en la corteza renal, puede ser una empresa difícil en la cirugía laparoscópica. Diversos autores han diseñado distintas formas para intentar disminuir la temperatura renal y así aumentar el tiempo de trabajo para realizar la nefrectomía parcial con el mínimo daño renal. Janetscheck[26] describe una técnica de isquemia fría mediante la introducción de una cánula intraarterial con la perfusión a nivel del *ostium* de la arteria renal de una solución de Ringer lactato a 4°C, ocluyendo la arteria mediante una catéter balón. Este método es poco reproducible y el autor sólo lo emplea en casos muy seleccionados de tumores grandes. Landman[41] enfría el riñón mediante la instilación retrógrada de solución salina fría a través de un catéter ureteral, pero no consigue una temperatura de enfriamiento óptima. Gill[42] y otros autores[43] describen distintas formas de introducir hielo pilé a través del orificio de un trócar, tras colocar al riñón en el interior de una bolsa, donde poder enfriarlo sin que se pierda el hielo por la cavidad abdominal. Sin embargo, ninguno de estos métodos ha sido ampliamente aceptado y los mismos autores en su medio lo utilizan en casos muy seleccionados.

5.5 *Control ultrasónico*

Otro punto importante en la práctica de la nefrectomía parcial laparoscópica es poder contar con una sonda ultrasónica intracorpórea de alta frecuencia con el fin de realizar una definición más precisa del tamaño, localización y relación del tumor con las estructuras más profundas (vasos y vía urinaria); ya que dicha sonda puede distinguir de forma precisa la ocupación de un quiste complicado y definir la orientación del inicio de la sección del parénquima renal. Para una aplicación mejor, la sonda debe colocarse en la cara opuesta donde se halla la lesión para que la zona problema se aleje de la superficie del ecógrafo mejorando con ello la definición.[44]

5.6 *Hemostasia*

Como hemos comentado, uno de los puntos críticos de este tipo de técnica es conseguir una adecuada hemostasia tras la resección tumoral. Para ello se han descrito el uso de distintos materiales y distintas fuentes de energía.[28] En conclusión podríamos decir que la utilización de métodos sin oclusión vascular estarían indicados en tumores pequeños (< 3 cm), exofíticos y con poca penetración parenquimatosa (< 10 mm). En esos casos, todas las fuentes de energía pueden ser válidas y eficaces. Para lesiones mayores y más profundas es indispensable la oclusión del pedículo vascular renal. Por su parte, la hemostasia deberá incluir, además de agentes biológicos, la colocación de sutura mediante puntos de «colchonero» clásicos o una plicatura del parénquima renal mediante colocación de sutura sujeta con clips plásticos (Lapra-Ty® o Hem-o-lock®).

Existen varios agentes sellantes para realizar una hemostasia correcta; de ellos, describiremos los que podemos encontrar en nuestro medio. Disponemos del Floseal®, formado por gránulos de trombina bovina que al entrar en contacto con la sangre desencadenan el proceso de cascada de la coagulación a nivel local. Para lograr su máxima eficacia, este producto requiere que se mantenga una presión sobre la zona cruenta, que, generalmente, se consigue mediante la interposición de un rollo de celulosa (surgicel). El Floseal® es de fácil almacenamiento y su aplicación inmediata, aunque requiere una preparación previa minutos antes de su uso. Su alto poder de autocompactación implica la necesidad de disponer de un aplicador metálico, poco adherente y obliga a limpiar el interior cada vez que se utilice.

Otro producto es el Tyssucol®, compuesto por adhesivo de fibrina, que requiere ser almacenado a baja temperatura y preparado 30 minutos antes de su empleo. Una vez administrado, el sobrante debe desecharse. Su aplicación se realiza mediante una cánula plástica o metálica. También destacaremos el Bioglue®, constituido por una mezcla de albúmina y glutaraldehido. Su aplicación es inmediata mediante cánula plástica, donde se mezclan los componentes en el momento de su aplicación. El producto es una sustancia de aspecto y consistencia plástica traslúcida que se adhiere rápidamente a los tejidos.

En la Universidad de Michigan[14] se realizó un estudio prospectivo sobre la eficacia de los distintos sellantes biológicos en nefrectomías parciales en cerdos. La conclusión fue que la mayoría de estos agentes consiguen alguna hemostasia, siendo el Floseal® y el Tyssucol® los de mejor resultado, aunque en resecciones parenquimatosas importantes o apertura de la vía urinaria, sólo el refuerzo mediante algún tipo de sutura fue realmente efectivo. A su vez, Gill comprobó que la aplicación de trombina, en el lecho quirúrgico de la nefrectomía parcial laparoscópica, disminuía la aparición de hemorragia, escape de orina y la tasa global de complicaciones.[45] Se realizó un estudio multicéntrico que reunió 1.347 casos para valorar el uso de distintas sustancias sellantes y hemostáticas en la práctica de la nefrectomía parcial laparoscópica. Se objetivó que en el 77,4 % de los casos se aplicaron distintas sustancias, siendo la trombina bovina (Floseal) la más utilizada entre ellas. El sangrado sintomático fue del 2,7 % y la fístula urinaria del 1,9 % respectivamente.[46]

	Pacientes (n)	Ruta	Tamaño medio del tumor (cm)	Hemorragia (%)	Fuga de orina (%)	Margen positivo (%)	Seguimiento medio (meses)
Rassweiler y cols.	53	TP/RP LS	2,3	5 (9%)	5 (9%)	NA	24
Stifelman y cols.	11	TP LAM	1,9	0 (0%)	1 (9%)	0 (0%)	8
Gettman y cols.	10	TP/RP LS	2,1	0 (0%)	0 (0%)	0 (0%)	NA
Jaschke y cols.	51	TP/RP LS	2	1 (2%)	3 (6%)	0 (0%)	34
Guillonneau y cols.	28	TP LS	2,2	5 (18%)	0 (0%)	0 (0%)	5,9
Richter y cols.	10	TP LS	2,7	0 (0%)	0 (0%)	0 (0%)	NA
Simon y cols.	20	TP LS	2,1	1 (5%)	0 (0%)	0 (0%)	8.2
Gill y cols.	100	TP/RP LS	2,8	6 (6%)	3 (3%)	3 (3%)	13
Kim y cols.	79	TP LS	2,5	4 (5%)	2 (3%)	2 (3%)	20
Janetschek y cols.	15	TP LS	NA	2 (13%)	0 (0%)	0 (0%)	NA
Brown y cols.	30	TP LAM	2,6	6 (20%)	6 (20%)	0 (0%)	8,8
Pruthi y cols.	15	TP LAM	2,7	0 (0%)	0 (0%)	0 (0%)	NA
Kane y cols.	27	TP LS	2,6	0 (0%)	2 (7%)	1 (4%)	NA
Serie actual	100	TP/RP LS/LAM	2,5	9 (9%)	2 (2%)	3 (3%)	15
F. Puigvert	55	TP LS	2,6	3 (5,4%)	1 (1,8%)	2 (3,6%)	36
Total	584		2,5	7,1%	4,4%	1,8%	18

Tabla II.
Experiencias en la nefrectomía parcial laparoscópica.

5.7 Colocación de drenaje

Al finalizar la cirugía es recomendable dejar un drenaje, aspirativo o no, evitando que entre en contacto directo con la zona cruenta renal. Solemos colocar un drenaje de Redón del 12 ch, retirando la aspiración a las 24 horas si el débito es menor de 50 cc al día, y retirándolo a las 48 horas si éste sigue siendo improductivo. Aparte de la técnica quirúrgica hay que considerar la necesidad de mantener la presión sistólica < 160 mm de Hg, usando hidralacina u otro hipotensor según necesidad, disminuyendo así el riesgo de hemorragia.[35]

5.8 Complicaciones

Las más frecuentes en este tipo de técnica son la hemorragia peroperatoria, que se aproxima al 7 % (2 y el 20 %), y la fístula urinaria, en un 4,5 % de los casos (3-20 %). Otras complicaciones ocasionales que se han descrito son: hipercapnia, embolismo gaseoso, lesiones intestinales, esplénicas o íleo prolongado. En un estudio reciente de la Cleveland Clinic sobre 507 pacientes sometidos a nefrectomía parcial laparoscópica, la tasa global de complicaciones reportada fue del 19,7 %, que incluía la hemorragia postoperatoria (5,7 %), la fístula urinaria (2,4 %), la atelectasia pulmonar (1,4 %) y el íleo prolongado (1,2 %). La presencia de riñones únicos, sangrado importante e isquemia caliente prolongada fueron factores predictivos de complicaciones postoperatorias.[47]

5.9 Control oncológico

Mediante una buena técnica quirúrgica, tras adecuada elección del caso escogido y con el uso de distintos métodos de apoyo peroperatorios (como, por ejemplo, los ultrasonidos) se puede disminuir la recidiva en el remanente renal, tanto por escisión incompleta como por la aparición de un tumor multifocal. La biopsia intraoperatoria en esta técnica, según nuestra opinión, no debe de ser una práctica rutinaria, como sostiene Kubinski.[48] Este autor obtuvo un margen positivo en el 1,3 % de sus nefrectomías parciales laparoscópicas, apareciendo en su serie de recurrencia local en un tumor T3, con biopsia del lecho de resección negativa. En la revisión bibliográfica, los márgenes positivos oscilan entre el 0 y el 4 %, siendo la media de 1,8 %. Aunque existe esta cifra de márgenes positivos, ello no se traduce en la necesaria aparición de recidiva local. La valoración del margen por el patólogo se realiza mediante tinción en fresco con tinta china, por lo que muchos de los márgenes positivos pueden ser debidos a una mala manipulación quirúrgica de la pieza de tumorectomía renal. Hay que sumar además el tiempo necesario para obtener el dictamen, con lo que se alarga el período de isquemia renal. El hecho de que la mayoría de los tumores renales intervenidos mediante esta técnica son

T1a, hace poco probable que los márgenes sean positivos si la técnica quirúrgica es correcta. El uso complementario de coagulación con bisturí de Argón, el cual produce una coagulación superficial sobre el lecho quirúrgico, puede disminuir aún más la posibilidad de una recurrencia.[35] Las biopsias del lecho quirúrgico sólo estarían indicadas, en nuestra opinión, en casos en que el examen macroscópico mostrara una resección de la pieza inadecuada.

Tras la valoración de tres años de seguimiento de varias series, parece que esta técnica presenta unos resultados semejantes a los obtenidos mediante cirugía abierta. Se trata de un estudio cooperativo de tres instituciones que pudieron reunir a 1.800 pacientes con tumores renales únicos, donde 771 se sometieron a cirugía parcial laparoscópica y 1.029 a cirugía abierta. En dicho estudio retrospectivo, el grupo sometido a cirugía abierta presentaba un rango mayor de edad, tumores más grandes y más pacientes monorrenos. La tasa global de complicaciones fue mayor en el grupo laparoscópico (18,6 *versus* 13,7 %), sobre todo por la presencia de complicaciones hemorrágicas (4,2 *versus* 1,6 %). La tasa de márgenes positivos fue parecida (1,6 *versus* 1 %) y la recurrencia local (1,4 *versus* 1,5 %) y metástasis (0,9 *versus* 2,1 %) fue, también, similar. La supervivencia cáncer específica a tres años fue del 99,3 % para el grupo laparoscópico y del 99,2 % para el de cirugía abierta.[49]

Aron comparó a doce pacientes a los que practicó en seis casos nefrectomía parcial laparoscópica y en los otros seis cirugías asistidas por robot «da Vinci». Dos de los pacientes del grupo robótico se convirtieron a laparoscopia clásica y el tiempo de isquemia caliente fue significativamente mayor en dicho grupo, no encontrándose diferencias entre la estancia, la pérdida hemática, la aparición de márgenes y la función renal al alta de los pacientes.[50] Por el momento, la cirugía robótica no ofrece una mejora en los resultados aportados por la intervención laparoscópica clásica, aunque puede permitir que dicho procedimiento esté al abasto de cirujanos con menor experiencia en la cirugía laparoscópica. Las intervenciones «a través de un solo puerto» pueden ser asociadas a material endoscópico y quirúrgico flexible, lo cual supone una línea de futuro en el desarrollo de la cirugía urológica mínimamente invasiva, habiéndose realizado ya por diferentes grupos la práctica de nefrectomías radicales, parciales, prostatectomías, crioterapia renal y nefrectomías para donante vivo.

6 Conclusión

La cirugía laparoscópica radical es la técnica de elección para el tratamiento de los tumores renales en los estadios T1 y T2; no existen diferencias significativas entre los distintos abordajes y representa una menor morbilidad relacionada con la incisión y un período menor de convalecencia. La experiencia quirúrgica ha hecho ampliar las indicaciones a tumores localmente avanzados; pero las masas mayores de 15 cm y el trombo en vena cava siguen siendo contraindicaciones para su uso.

La cirugía parcial renal laparoscópica no es una técnica sencilla, pero si oncológicamente efectiva. Debe realizarse por manos expertas, mimetizando los pasos que se utilizan en la cirugía abierta. Las indicaciones son las mismas para ambas técnicas. Se aconseja la oclusión vascular en masas renales mayores de 3 cm y con una profundidad mayor a 1 cm. en el parénquima renal. La aparición de sustancias sellantes puede mejorar la hemostasia, que constituye uno de los problemas de este tipo de técnica.

Bibliografía

1. Clayman RV, Kavoussi LR, Soper NJ *et al.* Laparoscopic nephrectomy. N Eng J Med 1991; 324: 1370-371.

2. Raghuram S, Godbole HC, Dasgupta P. Laparoscopic nephrectomy: the new gold standard? Int J Clin Pract 2005; 59: 128-29.

3. Saika T, Ono Y, Hallori R *et al.* Long-term outcome of laparoscopic radical nephrectomy for pathologic T1 renal celli carcinoma. Urology 2003; 62: 1018-023.

4. Portis AJ, Yan Y, Landman J *et al.* Long-term follow-up after laparoscopic radical nephrectomy. J Urol 2002; 167:1257-262.

5. McDougali EM, Clayman RV, Elashry OM. Laparoscopic radical nephrectomy for renal tumor: the Washington University experience. J Urol 1996; 155: 1180-185.

6. Desai MM, Gill IS, Ramani AP *et al.* Laparoscopic radical nephrectomy for cancer with levell renal vein involvement. J Urol 2003; 169: 487-91.

7. Steinnerd LE, Vardi IY, Bhayani SB. Laparoscopic radical nephrectomy for renal carcinoma with known levell renal vein tumor thrombus. Urology 2007; 69: 662-65.

8. Romero FR. Muntener M, Bagga HS *et al.* Pure laparoscopic radical nephrecttomy with levell vena caval thrombectomy. Urology 2006; 68: 1112-114.

9. Walther MM, Lyne JC, Libulli SK, Linehan LM. Laparoscopic cytoreductive nephrectomy as preparation for administration 01 systemic interleukin-2 in the treatment 01 metastatic renal celi carcinoma: a pilot study. Urology 1999; 53: 496-501.

10. Rabets JC, Kaouk J, Fergany A *et al.* Laparoscopic versus open cytoreductive nephrectomy for metastatic renal cell carcinoma. Urology 2004; 64: 930-34.

11. Colombo JR Jr, Haber GP, Aron M, *et al.* Oncological outcomes 01 laparoscopic radical nephrectomy for renal cancer. Clinics 2007; 62: 251-56.

12. Hemal AK, Kumar A, Kumar R *et al.* Laparoscopic versus open radical nephrectomy for large renal tumors: a long-term prospective comparison. J Urol 2007; 177: 862-66.

13. Chung SO, Huang KH, Lai MK *et al.* Long-term follow-up 01 hand-assisted laparoscopic radical nephrectomy for organ-conlined renal cell carcinoma. Urology 2007; 69: 652-55.

14. Kawauchi A, Yoneda K, Fujito A *et al.* Oncologic outcome 01 hand-assisted laparoscopic radical nephrectomy. Urology 2007; 69: 53-6.

15. Miyake H, Hara L, Nakano Y *et al.* Hand-assisted laparoscopic radical nephreclomy: comparison with conventional open radical nephrectomy. J Endourol 2007; 21: 429-32.

16. Burgess NA, Koo BC, Calvert RC *et al.* Randomized trial of laparoscopic vs. open nephrectomy. J Endourol 2007; 21: 610-13.

17. Gong EM, Lyon MB, Orvieto MA *et al.* Laparoscopic radical nephrectomy: comparison 01 clinical Stage Tl and T2 renal tumors. Urology 2006; 68: 1183-187.

18. Rosales A, Darras J, Salvador J y cols. Complications of laparoscopic renal surgery. Eur Urol Suppl 2007; 2: 234.

19. Matin SF, Dhanani N, Acosta M, Wood CG. Conventional and hand-assisted laparoscopic radical nephrectomy: Comparative analysis 01 271 cases. J Endourol 2006; 20: 891-94.

20. Berglund RK, Gill IS, Babineau D *et al.* A prospective comparison 01 transperitoneal and retroperitoneal laparoscopic nephrectomy in the extreemely obese patient. BJU Int 2007; 99: 871-74.

21. Hammond L, Powell TM, Schwartz BF. Pure laparoscopic radical nephrectomy for stage T 3b renal-cell carcinoma: more than 2-year follow-up. J Endourol 2007; 21: 408-10.

22. Chow WH, Devesa SS, Warren JL, Fraumeni JF Jr: Rising incidence of renal cell cancer in the United Status. JAMA 1999; 281: 1628-631.

23. Winfield HN, Donovan JF, Godet AS and Claymand RV: Laparoscopic partial nephrectomy: initial case report for benign disease. J Endourol 1993; 7: 521.

24. Gill IS, Matin SF, Desai MM *et al.* Comparative analysis of laparoscopic versus open partial nephrectomy for renal tumors in 200 patients. J Urol 2003; 170: 64-8.

25. Guillonneau B, Bermúdez H, Gholami S *et al.* Laparoscopic partial nephrectomy for renal tumor: single-center experience comparing clamping and no clamping techniques of the renal vasculature. J Urol 2003; 169: 483-86.

26. Janetschek G, Abdelmaksoud A, Bagheri F *et al.* Laparoscopic partial nephrectomy in cold ischemia: renal artery perfusion. J Urol 2004; 171: 68-71.

27. Rassweiler JJ, Abbou C, lanetschek G, Jeschke K: Laparoscopic partial nephrectomy: the european experience. Urol Clin North Am 2000; 27: 721-36.

28. Kenneth Ogan MD and Jejjrey A Cadeddu MD: Minimally invasive management of the small renal tumor: review of laparoscopic par-tial nephrectomy and ablative techniques. J Endourol 2002; 16: 635-43.

29. Gill IS, Desai MM, Kaouk JH *et al.* Laparoscopic partial nephrectomy for renal tumor: duplicating open surgical techniques. J Urol 2002; 167: 469-67.

30. Rosales A, Salvador J, Azuero J y cols. Laparoscopic parcial nephrectomy in a trans-planted kidney. Eur Urol Suppl 2008; 7(3): 329.

31. Brown JA, Hubosky SG, Gomella LG, Strup SE: Hand-assisted laparoscopic partial nephrectomy for peripheral and centrallesions: a review for 30 consecutive cases. J Urol 2004; 171: 1443-446.

32. Mendoza D, Newman RC, Albala D *et al.* Laparoscopic complications in markedly obese urologic patients (a multi-institutional review). Urology 1996; 48: 562-67.

33. Bermúdez H, Guillonneau B, Gupta R *et al.* Initial experience in laparoscopic partial nephrectomy for renal tumor with clamping of renal vessels. J Endourol 2003; 17: 373-78.

34. Bove P, Bhayani SB, Rha Kh *et al.* Necessity of et teral catheter during laparoscopic partial nephrectomy. J Urol 2004; 172: 458-60.

35. William K. Johnston III. Stuart Wolf Jr MD: Nefrectomía parcial laparoscópica: técnica, eficacia oncológica y seguridad. Current Urology reports 2005; 4: 69-77.

36. Jablonski P, Howden BO, Rae DA *et al.* An experimental model for assessment of renal recovery from warm ischemia. Transplantation 1983; 35: 198-204.

37. Nguyen MM, Gill IS. Halving ischemia time during laparoscopic partial nephrectomy. J Urol 2008; 179: 627-32; discussion 632.

38. ShekarrizB, Shah G, Upadhyay J: Impact of temporary hilar clamping during laparoscopic partial nephrectomy on posoperative renal function: a prospective study. J Urol 2004; 72: 54-7.

39. Kane CJ, Mitchell JA, Meng MV *et al.* Laparoscopic partial nephrectomy with tempo-rary arterial occlusion: description of technique and renal functional outcomes. Urology 2004; 63: 241-46.

40. Rosales A, Salvador J, De Graeve N, Angerri O, Villavicencio H Clamping of the renal artery in laparoscopic partial nephrectomy: and old device for a new technique. European Urology 2005; 47: 98-101.

41. Landman J, Venkatesh R, Lee D *et al*. Renal hypothermia achieved by retrograde endoscopic cold saline perfusion: technique and initial clinical application. Urology 2003; 61: 1023-025.

42. Gill IS, Abreu SC, Desai MM *et al*. Laparoscopic ice slush renal hypothermia for partial nephrectomy: the initial experience.] Urol 2003; 170: 52-6.

43. Wakabayashi Y, Narita M, Kim CJ, Kawakami T, Yo-shiki T y Okada Y. Renal hypothermia using ice slush for retroperitoneal laparoscopic partial nephrectomy. J Urol 2003; 63(4): 773-75.

44. Polascik TJ, Meng MV, Epstein JI, Marshall FF: lntra-operative sonography for the evaluation and management of renal tumors: experience with 100 patients. J Urol 1995; 154: 1676-680.

45. Gill IS, Ramani AP. Urology 2005; 65: 463-66.

46. Breda A, Stepanian SV, Lam JS, Liao JC, Gill IS, Colombo JR, Guazzoni G, Stifelman MD, Perry KT, Celia A, Breda G, Fornara P, Jackman SV, Rosales A, Palou J, Grasso M, Pansadoro, Disanto V, Porpiglia F, Milani C, Abbou CC, Gaston R, Janetschek G, Soomro NA, De la Rosette JJ, Laguna PM, Schulam PG. Use of haemostatic agents and glues during laparoscopic partial nephrectomy: a multi-institutional survey from the United States and Europe of 1.347 cases. Eur Urol 2007; 52(3): 798-803. Epub 2007 Feb 22.

47. Turna B, Frota R, Kamoi K *et al*. Risk factor analysis of postoperative complications in laparoscopic parcial nephrectomy. J Urol 2008; 179: 1289-294; discusión 1294-1295.

48. Kubinsky DJ, Clark PE, Assimos DG, Hall MC. Utility of frozen section analysis of resection margins during partial nephrectomy. Urology 2004, 64: 31-4.

49. Gill S, Kavoussi LR, Lane SR *et al*. Comparison 01 1,800 laparoscopic and open partial nephrectomies for single renal tumors. J Urol 2007; 178: 41-6. Multicentric study comparing LPN and OPN in a large number 01 patients.

50. Aron M, Koenig P, Kaouk JH *et al*. Robotic and laparoscopic partial nephrectomy: a matched-pair comparison Irom a high-volume centre. BJU Int 2008 [Epub ahead of print].

Capítulo 5-C. Tratamiento del cáncer renal mediante métodos ablativos

E. Lledó, D. Subira, C. Hernández

Servicio de Urología
Hospital General Universitario
Gregorio Marañón
Madrid

Dirección para correspondencia
Hospital General Universitario
Gregorio Marañón
Dr. E. Lledó
ENLLGA@terra.es

1   Introducción

La incidencia del carcinoma de células renales (CCR) se ha incrementado en los últimos tiempos.[1] Alrededor de unos 21.000 casos son diagnosticados cada año, lo que supone menos del 2 % de todos los cánceres.[2] En 2002 se produjeron en Europa 86.000 nuevos diagnósticos y unas 45.000 muertes por este tumor.[2] Y, como ya apuntábamos en anteriores capítulos, la mayor incidencia se localiza en EE.UU., Canadá, norte de Europa y Nueva Zelanda.

Aproximadamente un 30 % de los pacientes con CCR pueden presentarse con enfermedad diseminada,[3] lo cual recibe, en general, un pronóstico extremadamente malo, con supervivencias a cinco años inferiores al 2 %.[3] Detectado en fases más precoces, el CCR es subsidiario de tratamiento quirúrgico (nefrectomía radical o parcial), pero los tratamientos sistémicos están muy limitados por la resistencia a la quimioterapia. Las innovaciones desarrolladas en los últimos años se han focalizado especialmente en tres aspectos:

a) Tratamiento quirúrgico: introducción de la cirugía laparoscópica.
b) Alternativas terapéuticas ablativas mínimamente invasivas.
c) Farmacología. Inhibidores de la tirosina-quinasa que muestran el potencial de inhibir el crecimiento tumoral.

Se han llevado a cabo innovaciones en la interpretación del estadiaje de la enfermedad, que pueden tener consecuencias terapéuticas importantes.[4] Por un lado, la idea de que, mejor que una exclusiva estadificación basada en el estado del tumor-ganglios linfáticos y metástasis (TNM), es más útil sistematizar el pronóstico considerando de manera integrada factores clínicos, histológicos y patológicos.[5,6] En segundo lugar, la interpretación pronóstica de los distintos subgrupos del tumor localizado: no están claras las diferencias pronósticas en los casos de T1a y T1b según sean tratados con nefrectomía radical o parcial,[7,8,9] aunque parece que esta última opción sería más recomendable en los T1a.[7]

La ablación de tumores renales se presenta actualmente como una opción útil de tratamiento del CR especialmente en aquellos casos en los que la cirugía (nefrectomía total o parcial) no parece recomendable.[10] Esto es así gracias a que la terapia ablativa proporciona técnicas de mínima invasividad en el manejo de los tumores de menor tamaño y bajo grado, reduciendo los riesgos y las complicaciones de la cirugía abierta y/o laparoscópica. Por ello cabe preguntarnos, ¿cuáles son los escenarios en los que esta opción sería preferible a la resección quirúrgica?:

- Los pacientes con posibilidad de desarrollar múltiples tumores renales durante su vida (como aquellos que padecen la enfermedad de Von Hippel Lindau) necesitan una alternativa terapéutica menos agresiva para equilibrar el curso de su enfermedad y poder mantener una calidad de vida adecuada, además del funcionalismo renal. Yi-Chia refiere idénticos resultados en los pacientes con múltiples tumores ipsilaterales, al comparar la nefrectomía parcial laparoscópica con la crioablación, en cuanto a evolución funcional renal, complicaciones y supervivencia.[11]
- Las lesiones pequeñas, que suelen tener un ritmo de crecimiento lento, diagnosticadas en los pacientes de edad avanzada con mayor riesgo quirúrgico.
- Tumores renales en pacientes con riñón único, compromiso de la función renal basal, expectativa de vida disminuida por otra enfermedad concomitante o pacientes que rechazan la intervención quirúrgica.
- Grandes masas tumorales en las que la resección con afán curativo no es viable, y en las que se intenta el control local mediante técnica ablativa.

La ablación tumoral, que utiliza agentes químicos o distintas modalidades de energía ha tenido un importante impacto en el tratamiento de los tumores hepáticos primarios y metastásicos. Sin embargo, este escenario se ha visto facilitado por el hecho de que la paliación es un concepto más contemplable en las masas hepáticas irresecables que en el CR, donde la mayoría de casos son resecables y curables. Ello exige que la selección de pacientes sea más exigente. Debemos tener en cuenta que, en este tipo de técnicas, la evaluación histológica del tumor no es posible. Recientemente, Schmidbauer ha destacado el papel de la punción guiada por TAC en la biopsia percutánea de masas renales.[12] La interpretación evolutiva de las pruebas de imagen y su correlación con la curación de la enfermedad es todavía limitada. Finalmente, la capacidad de estas técnicas percutáneas para respetar el tejido sano circundante a la lesión tumoral puede también resultar restringida, independientemente del tipo de energía usada.[13]

Las publicaciones más recientes sobre los resultados de la crioterapia (CRT) y radiofrecuencia (RDF) en el tratamiento de los tumores renales son muy alentadoras,[11,14] y han sido utilizadas en las tres modalidades quirúrgicas (cirugía abierta, laparoscópica o técnica percutánea).

2 Crioablación

La crioterapia o crioablación (CRT) constituye la opción mejor evaluada y con mayor experiencia. La congelación produce la destrucción tumoral a través de distintos mecanismos. La formación de cristales de hielo intra y extracelulares genera un medio hiperosmolar, lo cual provoca, secundariamente, deshidratación y retracción de la célula, desnaturalización enzimática y desestructuración final del citoesqueleto y de la membrana celular. Las lesiones añadidas pueden provenir de lesiones vasculares o sensibilización inmunológica intuida por la congelación. La sucesión de ciclos de congelación rápida (hasta unos −19 ºC) y descongelación gradual, conocida como doble ciclo de congelación-descongelación se utiliza para maximizar estos efectos. El gas argón se utiliza para conseguir una congelación adecuada, mientras que el helio es la mejor opción para la descongelación.[10]

Durante el proceso de congelación, la extensión de tejido destruido se hace evidente en tomografía axial, ecografía o resonancia como una «bola de hielo». La consecución de unos −19 ºC se ha mostrado en el terreno experimental como suficiente para producir destrucción completa del tejido tumoral.[15] La evaluación en tiempo real ecográfica puede sobrevalorar el resultado del tratamiento. Ello se debe a que la temperatura de congelación ideal se mantiene sólo a pocos milímetros del eje de la bola, por lo que el diámetro «eficaz» es algo menor. Parece que la utilización de sistemas de imagen basados en resonancia horizontal abierta pueden dar una visión simultánea coronal y sagital más eficaz del resultado del tratamiento.[16] Los cambios histológicos producidos con esta técnica incluyen destrucción de los límites intercelulares, exfoliación epitelial, formación de vesículas en los núcleos celulares, hemorragias glomerulares con depósitos de fibrina y hemorragia intramural en las paredes de los vasos. Estos cambios agudos suelen dar paso a necrosis coagulativa y retracción fibrótica. Las complicaciones más importantes que podrían observarse serían, como menos frecuentes, las lesiones caliciales e intestinales, así como la aparición de hemorragias postratamiento. Los métodos sugeridos para minimizar estos riesgos incluyen una menor penetración del tumor, la utilización de coagulación de argón y las criosondas ultrafinas (17 G).[17]

La crioablación de masas renales puede realizarse mediante abordaje quirúrgico abierto o laparoscópico así como percutáneo. Es, probablemente, la técnica ablativa con seguimientos documentados más amplios. Gill ha presentado algunas de las mayores series con tratamiento crio-laparoscópico de tumores T1a,[18] con un 5 % de biopsias percutáneas positivas a los tres años y una supervivencia cáncer-específica de 98 %. En la serie de este autor se refiere la ausencia de complicaciones importantes (fístulas urinarias, pérdida de unidades renales, insuficiencia renal). El seguimiento de las lesiones así como la toma de biopsias se completó mediante resonancia nuclear magnética. El autor refiere la progresiva retracción lesional, incluso con desaparición de la misma en un 32 % de los casos. Por otro lado, correlaciona la positividad de la biopsia con la persistencia de captación por la lesión en la resonancia.

Rukstalis[19] utiliza un procedimiento mediante cirugía abierta. El autor presenta los resultados obtenidos en 29 casos de tumor renal T1a diagnosticado histológicamente. Con un seguimiento de 17 meses, el 91,3 % de los pacientes presentaba una respuesta completa en la RNM, con un caso de biopsia positiva. La aparición de complicaciones fue mayor en esta serie, con un caso de conversión a nefrectomía y una persistencia tumoral en el seguimiento precoz mediante resonancia.

Uno de los seguimientos más amplios tras crioablación percutánea corresponde a la serie de Shingleton y Sewell.[16] Con un seguimiento de nueve meses, el autor no detecta evidencias de recidiva tumoral. Refiere un caso de absceso en la herida. Se usó anestesia general y el tiempo medio del procedimiento fue de 1,5 horas, comparado con las 2,9 horas en la serie laparoscópica de Gill. Este trabajo permite pensar que la crioablación percutánea ofrece buenos resultados, con un riesgo de complicaciones muy aceptable. Esta opción puede también realizarse mediante visión con resonancia, que ofrece planos sagital y coronal sin la radiación asociada a la tomografía axial.

Podemos concluir que las tres opciones (laparoscópica, abierta o percutánea) ofrecen resultados oncológicos similares. Su utilización dependerá en gran medida de la familiaridad del cirujano con la técnica. Sin embargo, parece que la opción percutánea es la que ofrece menos morbilidad potencial.

3 Métodos de ablación térmica

El calor se utiliza en muchos órganos para inducir lesión tisular. Se puede afirmar que, independientemente de la fuente de energía –radiofrecuencia, láser, microondas, ultrasonido– temperaturas mayores de 45 °C producen daño celular irreversible, y temperaturas superiores a 55 °C resultan en muerte celular.[20]

3.1 Radiofrecuencia

La administración de una corriente eléctrica de alta frecuencia a un tejido induce excitación de la estructura iónica, fuerzas de rozamiento y generación de calor. Sucesivamente se producirá desnaturalización de proteínas intracelulares y destrucción de los lípidos de la membrana celular.[21] Estos efectos son evidentes a temperaturas mayores de 41 °C, y tanto más aparentes cuanto más altas sean éstas y mayor tiempo de exposición, con incremento exponencial del porcentaje de muerte celular. El problema técnico radica en que estas altas temperaturas se producen fundamentalmente en la punta de la sonda utilizada como vehículo y es imprescindible que también se generen en la periferia de la misma.[21]

La sucesión histológica de lesiones comprende una fase aguda inmediata, en la que se pueden apreciar signos de destrucción nuclear y alteración de los límites celulares, con muerte celular en pocos días y retracción por fibrosis gradual con el transcurso de las semanas.[21]

La necesidad de producir altas temperaturas en la punta de la sonda para, a su vez, permitir conseguir temperaturas efectivas en la periferia, puede generar efectos paradójicos (efecto de «hervido» tisular y vaporización) que ocurren a más de 100 ºC, con disminución de la eficacia de la técnica. Para evitar estos problemas se han introducido progresivamente cambios técnicos en los dispositivos, con sistemas de enfriamiento interno, sensores de temperatura o determinadas maniobras, como la inyección de suero salino en la zona objetivo del tratamiento. Estos cambios suponen un incremento en la eficacia de la técnica.

El seguimiento agudo y diferido del tratamiento puede realizarse con ecografía, tomografía axial o resonancia nuclear magnética.[22] Tras el procedimiento, la TAC parece el mejor método al evaluar ganancias de señal. Sin embargo, se han descrito casos de biopsia positiva en ausencia de captación.[22] La tendencia general es utilizar este método diagnóstico.[20,23]

En cuanto a la experiencia clínica, Zlotta[21] comunica por primera vez la utilización de esta modalidad terapéutica en tumor renal humano. Lo peculiar de este trabajo es que la ablación va seguida de nefrectomía, por lo que pudo confirmarse objetivamente la utilidad del procedimiento. Éste y otros estudios han permitido detectar la presencia de focos aislados de tumor viable en la masa, especialmente en los márgenes periféricos de la lesión tratada.[24] Este hallazgo ha suscitado la necesidad de mejoras en los dispositivos, con generadores de alta potencia, capaces de producir temperaturas altas, de forma sostenida y homogénea en toda la extensión de la lesión tratada, lo que mejoraría la calidad de destrucción tumoral. Esos focos de persistencia tumoral pueden, sin embargo, ser islotes celulares tumorales viables de forma transitoria; es por ello que queda por definir el tiempo de seguimiento necesario, a medio y largo plazo para hablar de curación o persistencia tumoral.[24]

Es importante tener en cuenta que algunos de los trabajos que hablan de persistencia histológica tumoral, como el de Matlaga, pueden ser refutados metodológicamente: de los dos casos referidos por este autor, uno es de una tumoración de 8 cm y en el otro caso la temperatura conseguida fue inferior a la óptima.[25] Recientemente se han publicado trabajos en los que se acota y define perfectamente el tamaño óptimo actual de tumor a tratar (< 4 cm), así como el tipo de paciente (preferentemente aquellos con comorbilidades que desaconsejaba la cirugía convencional).[20] Estos autores administran el tratamiento por vía percutánea TAC dirigida y bajo sedación, en régimen de cirugía mayor ambulatoria. Refieren un éxito de 80 % de los casos, con incremento hasta el 94 % si se excluyen dos casos de tumores de más de 4 cm que requirieron varias sesiones. Este límite de tamaño de 4 cm es ampliado por otros autores con resultados, aparentemente, exitosos[26] en un seguimiento largo (cuatro años), lo que valida más sus conclusiones. Según Mc Dougal, la indicación requiere un diagnóstico anatomopatológico obtenido por punción percutánea. Por otro lado, hasta un 13 % de las masas tratadas pueden experimentar un incremento transitorio en su tamaño tomográfico en el seguimiento a corto plazo, seguido de un a reducción progresiva del mismo. Por ello, el seguimiento de estos pacientes, de nuevo, debe ser completamente definido para poder interpretar adecuadamente los signos de sospecha de persistencia y/o recidiva tumoral.

En la misma línea que la CRT, la RDF puede ser completada mediante abordaje percutáneo o laparoscópico. La ventaja, en este caso, de la laparoscopia, es la posibilidad de tomar biopsias de la lesión y de la grasa suprayacente. En cuanto que es complejo objetivar las efectividades tiempo real de la RDF, la LP sirve, además, para un emplazamiento objetivo adecuado de la sonda de tratamiento en comparación con la RDF. Sin embargo, parece que la tendencia sea la aplicación de este tratamiento de forma ambulatoria, lo que sería facilitado por la técnica PC.[20,26]

Cuando se comparan los resultados obtenidos por la CRT y la RDF, puede llegar a concluirse que la primera ha resultado más eficaz, a tenor del porcentaje de ablaciones incompletas y de la necesidad de repetir el tratamiento. Ello se cumple tanto por vía abierta, laparoscópica y percutánea.[27] Estudios experimentales han demostrado, de hecho, mejores resultados histológicos tras la CRT en comparación con la RDF en tumores animales.[24] Sin embargo, es cierto que la trayectoria de la crioterapia es más larga. La RDF está siendo utilizada con éxito también en otros órganos (hígado, mama, hueso). Debemos esperar a trabajos adicionales, con experiencias más amplias y seguimientos más largos.

3.2 *Otras técnicas ablativas*

3.2.1 *Ultrasonido de alta intensidad (HIFU)*

La aplicación terapéutica de la energía por ultrasonidos se ha realizado en la litotricia intra y extracorpórea. Los dispositivos de ultrasonido de alta intensidad producen pulsos a mayor potencia y duración que los dispositivos ultrasónicos convencionales. La energía es concentrada focalmente en un punto o zona predeterminado. La absorción de la energía por el tejido resulta en un proceso de calentamiento-necrosis, daño vascular y cavitación, con lesión celular resultante. La temperatura puede incrementarse hasta valores superiores a los 90 °C en la zona focal, decreciendo exponencialmente en todo el trayecto, con indemnidad de los tejidos circundantes. La mayor experiencia clínica se ha obtenido en el tratamiento de la patología prostática, especialmente tumoral, con cientos de casos tratados con éxito. La aplicación de esta tecnología en el CR es muy limitada y carente de seguimientos largos, aunque se ha indicado el efecto complementario que puede tener al producir isquemia de las lesiones renales en la nefrectomía parcial laparoscópica, facilitando esta técnica.[28] Los cambios histológicos producidos han sido completamente documentados, especialmente a nivel experimental en estudios animales.[29] Los datos concretos sobre tamaño tumoral óptimo a tratar, seguimientos largos y seguridad oncológica deben ser refrendados por estudios adicionales.

3.2.2   Ablación por microondas

Los sistemas específicos generan ondas electromagnéticas que producen termocoagulación tisular en un pequeño diámetro alrededor de la punta de la sonda (subcentimétrica). Esta técnica ha sido ya aplicada para el control hemostático en las nefrectomías parciales.[30] Las aplicaciones clínicas más significativas se han realizado en próstata e hígado, órgano este último en el que se ha observado una supervivencia comparativa entre el tratamiento quirúrgico y el realizado mediante microondas.[31] Recientemente, Liang[31] ha presentado una serie de 12 pacientes con tumores diagnosticados patológicamente mediante punción percutánea guiada por CT, todos ellos CT1a. Se aplicó energía mediante microondas con pulsos de 50 watt durante 500 seg. Se utilizó como método de seguimiento el CT para detectar el realce de lesiones. Con seguimientos de 1 año se plantea la desaparición de todas las zonas de captación tumoral, sin ninguna complicación –según los autores– y en una sola sesión terapéutica. Queda por definir el escenario clínico y el tipo óptimo de dispositivo aplicable al riñón, en estudios bien diseñados e, idealmente, multicéntricos.

3.2.3   Termoterapia inducida por láser (LITT)

Este sistema utiliza fibras ópticas para liberar radiación láser de alta energía a la lesión tumoral diana. La absorción lesional de la energía lumínica resulta en un proceso de termocoagulación. Las aplicaciones clínicas principales de esta técnica se han producido en tumores irresecables de cabeza, cuello y hepáticos. Estudios que han utilizado la resonancia nuclear magnética en tiempo real han confirmado la necrosis inducida en los tumores por esta energía.[32]

3.2.4   Ablación mediante terapia fotodinámica vascular en tejido renal

En esta técnica se produce, mediante una reacción fotoquímica, la producción de radicales libres de oxígeno (RLO) que causarían lesiones celulares y necrosis secundaria. Se trata de un método sustancialmente diferente a los termoablativos, donde es la temperatura la que destruye el tejido. En la terapia fotodinámica, en cambio, es la producción de RLO. Esta opción está iniciando su desarrollo. Recientemente se ha presentado un trabajo experimental en tejido porcino:[33] en este protocolo, los animales eran inyectados con una sustancia (WST-09), con una iluminación simultánea con láser intersticial a longitud de onda de 763 nm en el polo inferior del riñón. Las dosis administradas del fármaco eran 0,5 o 1 g/kg y las dosis de energía lumínica 100 a 200 J. El seguimiento postoperatorio se realizó al 1.º-5.º y 7.º día, con arteriografía, pielografía, renograma y TAC, y, finalmente, estudio anatomopatológico. En esta investigación se determinó una clara delimitación de la zona tratada, con necrosis tubular, retracción glomerular, hemorragia intersticial e infiltrados linfocitarios. Por tanto, parece un nuevo camino terapéutico que habrá que seguir investigando, dentro del marco de tecnologías mínimamente invasivas.

4 Conclusiones

El estado actual de las técnicas ablativas en el tratamiento del CCR se encuentra en evolución. Esta modalidad de tratamiento aúna la mínima invasividad, la posibilidad de realización por cirugía abierta, laparoscópica o percutánea, la posibilidad de tratar tumores localizados o localmente avanzados con afán paliativo e, incluso, la opción de tratar los pequeños tumores renales en régimen de cirugía mayor ambulatoria. De todas las técnicas, es la crioterapia la que más resultados y seguimiento nos ofrece. La CRT puede proporcionar control local en más del 85 % de los casos a cinco años, especialmente en tumores pequeños y exofíticos. La RDF se encuentra aún en fase de perfeccionamiento. Muy desarrollada en el tratamiento de tumores hepáticos, necesita en el caso del CCR más seguimiento y resolver ciertas dudas, como la posibilidad de recurrencia local o de una ablación incompleta. Otras opciones emergentes en el CCR como el HIFU, la LITT, etc., han mostrado eficacia en estudios aislados, pero necesitan una validación metodológica más sólida.

BIBLIOGRAFÍA

1. Nguyen MM, Gill IS, Ellison LM. The evolving presentation of renal carcinoma in the U.S. trends from the surveillance, epidemiology and end results program. J Urol 2006; 176: 2397-400, discussion 2400.

2. Ferlay J, Bray F, Pisani P, Parkin DM. Globocan 2002: cancer incidence, mortality and prevalence worldwide. Available at http://www.depbl.b.iarc.fr. accessed 19 march 2004.

3. Keane T, Gillatt D, Evans CP, Tubaro A. Current and future trends in the treatment of renal cancer. European Urology 2007; (suppl. 6): 374-84.

4. Ficarra V, Galbano A, Mancini M, Martignoni G, Artibani W. Tnm staging system for renal cell carcinoma: current status and future perspectives. Lancet Oncology 2007; 8: 554-58.

5. Leibovich B, Blute ML, Cheville JC. Prediction of progression after radical nephrectomy for patients with clear renal cell carcinoma. Cancer 2003; 97: 1663-671.

6. Zisman A, Pantuck AJ, Wieder J. Risk group assessment and clinical outcome algorithm to predict the natural history of patients with surgically resected renal cell carcinoma. J Clin Oncol 2002; 20: 4559-566.

7. Hakey KS, Fergani AF, Novick AC. Nephron sparing surgery for localized renal cell carcinoma: impact of tumor size on patient survival, tumor recurrence and tnm staging. J Urol 1999; 162: 1930-933.

8. Ficarra B, Schips L, Guille F. Multiinstitutional European validation of the 2002 tnm staging system in conventional and papillary localized renal cell carcinoma. Cancer 2005; 104: 968-74.

9. Patard JJ, Schvarts O, Sam JS. Safety and efficacy of partial nephrectomy for all T1 tumors based on an international multicenter experience. J Urol 2004; 171: 2181-185.

10. Desai MM, Gill IS. Current status of cryoablation and radiofrequency ablation in the management of renal tumours. Curr Opin Urol 2002; 12: 387.

11. Lin YC, Turna B, Frota R, Aron M *et al.* Laparoscopic partial nephrectomy versus laparoscopic cryoablation for multiple ipsilateral renal tumors. European Urology 2008; 53: 1210-218.

12. Schmidbauer J, Remzi M, Memarsadeghi M, Haitel A *et al.* Diagnostic accuracy of computed tomography-guided percutaneous biopsy of renal masses. European Urology 2008; 53: 1003-012.

13. Michaels MJ, Rhee HK, Mourtzinos AP *et al.* Incomplete renal tumor destruction using radiofrequency interstitial ablation. J Urol 2002; 168: 2406.

14. Bandi G, Hedican SP, Nakada SY. Current practice patterns in the use of ablation technology for the management of small renal masses at academic centers in the United States. Urology 2008; 71: 113-17.

15. Chosy SG, Nakada SY, Lee FT, Warner TF. Monitoring renal cryosurgery: predictors of tissue necrosis in swine. J Urol 1998; 159: 1370.

16. Shingleton WB. Percutaneous renal tumor cryoablation with magnetic resonance imaging guidance. J Urol 2001; 165: 773.

17. Pantuc AJ, Zisman A, Cohen J. Cryosurgical ablation of renal tumors using 1,5-millimeter, ultrathin cryoprobes. Urology 2002; 59: 130.

18. Gill IS, Remer EM, Hasan WA, Novick AC. Renal cryoablation: outcome at three years. J Urol 2005; 173: 1903-907.

19. Rukstalis DB, Khorsandi M, García FU. Clinical experience with open renal cryoablation. Urology 2001; 57; 34.

20. Arzola J, Baughman S, Hernández J, Bishof JT. Computed tomography-guided, resistance-based, percutaneous radiofrequency ablation of renal malignancies under conscious sedation at two years of follow-up. Urology 2006; 68: 983-87.

21. Zlotta AR, Wildschutz T, Raviv G, Peny M, Van Ganbenske D. Radiofrequency interstitial tumor ablation (RITA) is a possible new modality for tretament of renal cancer, *ex vivo* and *in vivo* experience. J Endourology 1997; 11: 251.

22. Organ K, Jacomides L, Dolmatch DL *et al.* Percutaneous radiofrequency ablation of renal tumors: technique, limitations and morbidity. Urology 2002; 60: 954.

23. Ahrar K, Matin S, Wood CG, Wallace MJ, Gupta S, Madoff DC *et al.* Percutaneous radiofrequency ablation of renal tumors: technique, complications and outcomes. J Vasc Interv Radiol 2005; 16: 679-88.

24. Rendon RA, Kachura JR, Sweet JM, Gertner MR, Sherar MD, Robinette M. The uncertainty of radiofrequency treatment of renal cell carcinoma: findings at immediate and delayed nephrectomy. J Urol 2002; 167: 1587.

25. Matlaga BR, Zagoria RJ, Woodruff RD *et al.* Phase II trial of radio frequency ablation of renal cell carcinoma: evaluation of the kill zone. J Urol 2002; 168: 2401.

26. McDougal WS, Gervais DA, McGovern FJ, Mueller PR. Long-term follow-up of pa-

tients with renal cell carcinoma trated with radio frequency ablation with curative intent. J Urol 2005; 174: 61-3.

27. Mabjeesh NJ, Avidor Y, Matzkim H. Emerging nephron sparing treatments for kidney tumors: a continuum of modalities from energy ablation to laparoscopic partial nephrectomy. J Urol 2004; 171: 553-60.

28. Klinger HC, Susani M, Seip R, Mauermann J, Sanghvi N, Marberger MJ. A novel approach to energy ablative of small renal tumours: laparoscopic high-intensity focused ultrasound. European Urology 2008; 53: 810-18.

29. Watkin NA, Morris SB, Rivens IH, Ter Haar GR. High-intensity focused ultrasound ablation of the kidney in large animal model. J Endourol 1997; 1: 191.

30. Murota T, Kawakita M, Oguchi N, Shimada O, Danno S, Fujita I. Retroperitoneoscopic partial nephrectomy using microwave coagulation for small renal tumours. Eur Urol 2002; 41; 540.

31. Liang P, Wang Y, Zhang D, Xiaoling Y, Gao Y, Ni X. Ultrasound guided percutaneous microwave ablation for small renal cancer: inicial experience. J Urol 2008; 180: 844-48.

32. De Jode MG, Vale JA, Gedroyc WM. MR guided laser thermoablation of inoperable renal tumors in an open-configuration interventional MR scanner: preliminary clinical experience in three cases. J Magn Reson Imaging 1999; 10: 545.

Capítulo 6. Inmunoterapia

R. LLARENA

Servicio de Urología
Hospital de Cruces
Bilbao

Dirección para correspondencia
Hospital de Cruces
Dr. R. Llarena
roberto.llarenaibarguren@osakidetza.net

1 Introducción

El único tratamiento definitivo y curativo del carcinoma renal es el quirúrgico. Desde que Robson[1] describió, en 1963, la nefrectomía radical en un intento de reducir la recidiva local y la progresión a distancia muchos han sido los métodos empleados para combatirla. De todos es sabido que el carcinoma renal se diagnostica en un 30 % de los casos como enfermedad avanzada. Asimismo, sabemos que el 30 % de los casos presumiblemente localizados desarrollará enfermedad a distancia tras el primer tratamiento quirúrgico.

2 Modalidades terapéuticas en el cáncer renal

La *quimioterapia*, pilar básico en el tratamiento de las enfermedades neoplásicas, basada en diversos regímenes que combinaban vimblastina, 5 fluoracilo, y, más recientemente, la gemcitabina[2] tan sólo ha aportado modestas mejorías en la supervivencia, con respuestas escasas, casi siempre inferiores al 10 %.

En una revisión de 72 agentes citostáticos realizada sobre 3.500 pacientes tratados entre 1983 y 1992 tan sólo se encontró una respuesta objetiva global del 5,6 %, siendo ésta en general de corta duración.[3] La presencia del gen MDR-1 *(multi-drug resistent)* parece explicar esta situación de quimiorresistencia.

Los *agentes hormonales*, medroxiprogesterona y tamoxifeno, empleados, a falta de otras terapias, desde que Kirkman descubrió, en 1952, tumores renales estrogenoinducidos, se comprobaron ineficaces.

La *radioterapia local* aplicada tras la nefrectomía tampoco obtuvo efecto alguno positivo sobre la recidiva local. Tan sólo se contempla actualmente su aplicación local sobre metástasis dolorosas y hemorrágicas, sobre todo óseas, buscando su efecto antiálgico y antiinflamatorio.

3 Sistema inmune y cáncer renal

La historia del cáncer renal es impredecible. Se han descrito incluso regresiones espontáneas de metástasis, tras la nefrectomía. Tanto estas regresiones, como el descubrimiento de diversos elementos celulares circulantes, así como el retraso y enlentecimiento de las metástasis, junto a los tiempos variables de duplicación tumoral sugirieron la implicación del sistema inmune en la respuesta natural del huésped en esta neoplasia.[4] Desde entonces se han estudiado y desarrollado diferentes modalidades de enfoque terapéutico dirigidas a incrementar la respuesta inmunológica antitumoral, convirtiéndose el cáncer renal en un paradigma del proceso inmunoterápico. La primera manipulación de orden inmunológico la desarrolló Montie en 1975[4] mediante la aplicación de BCG en forma de escarificaciones cutáneas, logrando respuestas objetivas entre el 14 y el 22 % de los casos.

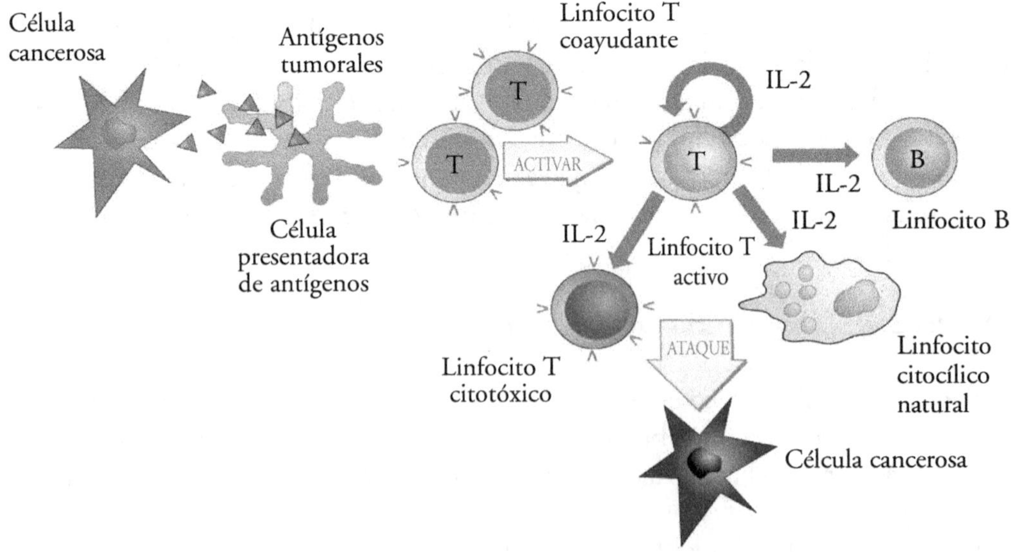

Figura 1.
Esquema de reconocimiento de células tumorales por el sistema inmunológico
(Amstrong A, Br Med J 2001; 323: 1289).

El sistema inmunológico contribuye a la vigilancia y destrucción de células tumorales empleando para ello mediadores celulares con actividad antitumoral del tipo de las células asesinas naturales inespecíficas o *natural killer* (NK), y linfocitos T citotóxicos (véase la figura 1). Activando estas células mediante diversos procedimientos lograremos que nuestro propio sistema inmune intente el control tumoral.

4   Inmunoterapia y cáncer renal

Como ya se ha comentado, el tumor renal es el prototipo en el estudio de la relación entre el sistema inmune y la patología oncológica.[5] El hecho de que llevemos más de veinte años tratando este tumor con productos inmunológicos, habiéndose obtenido respuestas duraderas, ha hecho que los investigadores hayan optado por este camino buscando nuevas estrategias.

La inmunoterapia actual puede aplicarse de varias formas (véase la tabla I).

- Infusión sistémica o local de agentes inmunoestimuladores, *inmunoestimulación mediante citocinas*.
- Realizando transferencia pasiva de células inmunológicas con reactividad antitumoral con células LAK o con linfocitos infiltrantes de tumores (LIT), constituyendo la *inmunoterapia adoptiva*.
- Vacunando al sujeto paciente con células tumorales previamente manipuladas con agentes inmunoestimuladores generando de esta manera una respuesta específica antitumoral, conocida como *inmunoterapia activa o específica*.
- Mediante transferencia directa sistémica o local de células tumorales provistas de material genético buscando la diferenciación y lisis de las células, generando así la secreción de citocinas, conociéndose como *terapia génica*.
- Formas más sofisticadas con anticuerpos monoclonales y *stem-cells* alogénicas.

Inmunoestimulación con citocinas.
Inmunoterapia adoptiva con células LAK y linfocitos LIT.
Inmunoterapia activa específica.
Terapia génica con vacunas tumorales.
Anticuerpos monoclonales activos.
Trasplante de *stem-cells* hematopoyéticas alogénicas.

Tabla I.
Modalidades actuales de la inmunoterapia.

Salvo la inmunoestimulación con citocinas, el resto de modalidades no se encuentran al alcance de todos los centros. Y aun en grandes y avanzados hospitales oncológicos los resultados no han sido del todo satisfactorios.

4.1 *Inmunoestimulación mediante citocinas*

En la actualidad, y al alcance de todo centro encargado del manejo oncológico de pacientes afectos de cáncer renal diseminado o avanzado, están las *citocinas*. Son productos con efecto tumoricida directo que asimismo activan componentes efectores del sistema inmune.

Desde 1950 se conoce la actividad antitumoral de los *interferones*, estudiándose poco después las *interleukinas*[6] (véase la figura 1). En esencia, la actividad de las citocinas consiste en la intermediación y modulación de la respuesta citolítica de los linfocitos frente a las células tumorales o los antígenos de las mismas, ya sea de forma espontánea o mediante la inducción al reconocimiento mediante vectores celulares. Se trata de factores inespecíficos de estimulación inmunitaria cuyo objetivo es el de inducir un estado de reactividad inmunológica generalizada incrementándose, de esta manera, la actuación citolítica tumoral del organismo.[7]

Existen varias citocinas. El *factor de necrosis tumoral* (TNF-α) presenta efecto directo lítico pero su administración exógena presenta graves consecuencias sistémicas. El *interferón* (IFN) induce la expresión de antígenos de superficie tumorales que pueden ser expuestos para su ataque por el sistema de vigilancia inmune, a la vez que se le reconoce un efecto antitumoral directo. También estimula a las células T citotóxicas, regulando a las células NK y a los macrófagos. La *interleukina* (IL-2) conocida como factor de crecimiento de las células T, es producida por células T *helper* activadas ante un tumor, originando proliferación de células T citotóxicas y células asesinas (NK) capaces de lisar células tumorales antólogas, respetando las células normales. La IL-2 no posee, al contrario que el IFN-α, efecto antitumoral directo.

El interferón, aparte de su actividad antivírica, ejerce diversas funciones de inmunomodulación y regulación de la proliferación celular, mediante efecto antiproliferativo tumoral, inhibiendo también la angiogénesis. Se producen en las células mononucleares. Se han caracterizado 3 tipos, α, β y γ. De ellos, el IFN-α es el que obtuvo, en un principio, ciertos resultados con tasas de respuesta que oscilaron entre el 10 y el 25 %.[8,9]

La tecnología recombinante, mediante DNA de *Escherichia Coli*, ha conseguido producir para su uso en humanos dos subtipos de IFN-α: 2a (Roferon®, Hoffman LaRoche, Suiza) y el 2b (Intron®, Schering Plough, USA). Ambos están compuestos de 165 aminoácidos, diferenciándose en el número 23, lisina en el 2a y arginina en el 2b. Las dosis óptimas no han sido aún claramente establecidas. Dosis de 5-20 MU/día tres a cinco días a la semana, en aplicación subcutánea, parecen ser las mejor toleradas permitiendo obtener así una buena y aceptable respuesta. Esta pauta se logró establecer a partir de ensayos clínicos aleatorizados[10] y tras el juicio crítico de análisis retrospectivos.[11] Se ha calculado que el tiempo hasta respuesta objetiva varía entre los 2 y 12 meses, por lo que la duración del tratamiento ha de mantenerse al menos 1 año para poder valorar respuesta, debiendo, por tanto, administrar dosis intermedias que, sin perder efectividad, hagan más tolerable el tratamiento, minimizando los efectos secundarios.

Los mejores resultados empleando interferón, en cuanto a tasa de respuesta y duración de la misma, se obtuvieron en pacientes con nefrectomía previa, vírgenes de tratamiento quimio o radioterápico, con buena situación funcional y con metástasis de preferencia pulmonar. En éstos, la tasa de supervivencia aumentó de 49 a 115 semanas con IFN-α.[12]

El interferón puede desarrollar como efectos secundarios: fiebre, escalofríos, mialgias, anorexia y cefalea, en general asociados al inicio del tratamiento, conocido como síndrome pseudogripal o *influenza-like*, desarrollándose posteriormente tolerancia y desaparición de los síntomas, que, por otro lado, pueden ser fácilmente controlados con paracetamol. Además se han observado alteraciones hematológicas, anemia y plaquetopenia, y hepáticas, con elevación de transaminasas, que, al igual que los efectos clínicos, suelen desaparecer a lo largo del tratamiento.

La interleukina se produce en los linfocitos CD4 activados, resultando esencial como factor de crecimiento para las células efectoras inmunológicamente activas como los linfocitos T y los NK. Se conocen desde 1976 doce subtipos, siendo el tipo 2, IL2 el que más se ha empleado y del que se reconocen mejores resultados, mayor tolerancia y menos efectos indeseables.

Al igual que el interferón, mediante tecnología de DNA recombinante se ha producido en el *Escherichia Coli*, IL2 apta para su uso humano (Proleukin®, Chiron, USA). La mayoría de los estudios se han desarrollado en tumores renales y melanomas.

Uno de los graves problemas de la IL2 es su dosificación y la vía de administración. En 1992, en EE.UU., se aprobó para el tratamiento en cáncer renal diseminado a dosis de 600.000-720.000 UI/kg en embolada intravenosa cada ocho horas, hasta infundir catorce dosis, durante un período de catorce días. Los resultados obtenidos, en siete ensayos clínicos que reclutaron 255 pacientes con una tasa global de respuesta completa del 7 % y parcial del 8 %, permitieron ser optimistas.[13]

Los efectos secundarios de la IL2 con esta forma de infusión afectan varios órganos, desde el riñón (produciendo insuficiencia renal), al sistema cardiovascular y pulmonar (con hipotensión, taquiarritmias, incluso edema pulmonar), así como al sistema nervioso (alteraciones en el estado mental), y al gastrointestinal (diarreas y hemorragia). Por ello se recomienda su administración en unidades de cuidados intensivos.[14]

Como consecuencia se han buscado diferentes maneras de administrar la IL2, de forma intravenosa continua, subcutánea, incluso mediante inhalación pulmonar. No obstante, la tasa de respuesta en un estudio que incluyó 261 pacientes[15] fue significativamente mejor cuando se administraban altas dosis en bolo, 18 %, frente a bajas dosis, 7 %, o incluso en forma subcutánea con tasa de 11 %. Las dosis altas van acompañadas de una mayor duración de la respuesta, la cual se obtiene tras el 1.º o 2.º ciclo, por lo que se aconseja detener el tratamiento si tras dos series no se obtiene respuesta. En caso de lograrla, la orientación actual sería continuar el tratamiento hasta la remisión completa o bien hasta la aparición de toxicidad.

Como siempre en el mundo de los ensayos clínicos hay conclusiones para todos los gustos, desde porcentajes mayores de respuesta y duración con dosis bajas, hasta resultados contradictorios entre sí.[3]

Existe un tipo de tratamiento denominado de *combinación* que asocia IL2 e IFN-α, que busca reducir la toxicidad. En 1988 se comenzó con esta terapia en la UCLA[16] obteniendo en 52 pacientes una tasa de respuesta del 25 %, con una duración de 23 meses y un promedio de supervivencia mayor de 34 meses. Los efectos secundarios fueron similares a los provocados con la terapia única, pero menores en intensidad.

En 2006, la EORTC comenzó un estudio que pretende incluir 900 pacientes en tratamiento de combinación con IFN+IL2 y 5 fluoracilo. Hasta 2010 no tendremos resultados, que en principio nos optimizarán las dosis y frecuencia de administración de las citocinas en un intento de lograr una mayor efectividad disminuyendo efectos secundarios.[17]

El IFN puede ser químicamente modificado añadiéndole glicol-polietileno, produciendo IFN-pegilado, y consiguiendo una menor aclaración renal, lo que permite administrarlo una vez a la semana, manteniéndose la actividad inmunológica con una toxicidad aceptable.[17]

Los resultados de la inmunoterapia con citocinas son de aparición lenta, debiendo valorarse sus efectos varios meses después de su inicio. Está demostrado que las dosis intermedias son mas efectivas que las bajas, igualando a las altas en resultados, pero con menos efectos adversos. Como ya se ha comentado, la terapia ha de mantenerse hasta lograr la remisión completa o hasta la aparición de toxicidad no tolerable.

4.2 Inmunoterapia adoptiva

Aunque no al alcance de todos los centros por su elevado coste y costosa preparación, este tipo de inmunoterapia emplea cultivos de células NK periféricas y LIT asociadas a IL2 aumentando el poder citolítico hasta 50, incluso 100 veces. Las células LIT se obtienen del propio tumor, se manipulan y preparan para su posterior infusión. A pesar de que los primeros 48 pacientes a los que se les administró esta terapia lograron una tasa de respuesta del 33 % con un promedio de duración de la misma de catorce meses y una media de supervivencia de doce meses,[18] los resultados posteriores de otras series no han llegado a igualar estos resultados.

4.3 Inmunoterapia activa específica

Intenta la inmunización del paciente con agentes que incrementan la respuesta frente al tumor. Las células tumorales se transfectan con genes productores de citocinas, infundiéndose al paciente, logrando así una respuesta inmunológica sólo a nivel local, disminuyendo la toxicidad sistémica. Se crearía, así, una memoria inmune frente a posibles progresiones tumorales.[19]

4.4 Terapia génica y vacunas tumorales

Trata de aumentar la inmunogenicidad tumoral insertando genes de citocinas en la propia célula tumoral. Aunque todavía los estudios son precarios, el fin de esta terapia sería aumentar la respuesta sistémica local en el tumor, disminuyendo el crecimiento tumoral, así como la diseminación, logrando también memoria inmunológica prolongada.[20] En la actualidad se está estudiando el uso de células dendríticas marcadas con antígenos tumorales autólogos o alogénicos, y el empleo de células tumorales autólogas como forma de aumentar la producción del factor estimulador de colonias de granulocitos-macrófagos.[5]

Como podemos observar son muchos los intentos de mejorar y adecuar el tratamiento inmunológico frente al cáncer renal.

4.5 Otras terapias

Hace tiempo se preconizó el uso de *ácido 13 cis-retinoico* y de los *activadores de macrófagos*, pero no obtuvo ningún éxito dados los paupérrimos resultados logrados. En la actualidad el ácido 13 cis-retinoico por vía oral, regulador de la diferenciación celular, se asocia a IFN o a la asociación IFN-IL2 logrando respuestas alrededor del 17 %.[21]

También se contempla la utilización de anticuerpos monoclonales activos frente a varios tumores, también hematológicos.[5] Aún en ciernes está el trasplante de *stem-cells* hematopoyéticas alogénicas, y la identificación de antígenos celulares renales empleados como dianas frente al sistema inumológico.[5]

5 Actualidad de la inmunoterapia

Aunque son muchas las publicaciones en referencia al tratamiento del cáncer renal avanzado o diseminado mediante citocinas, cada una usa su propio protocolo, diferentes dosis y vías de administración, y diferentes regímenes de uso, tanto en monoterapia como en combinación.

La primera cuestión a plantear es la de la indicación para el tratamiento. ¿Debemos esperar a que el tumor se disemine?, o en relación a factores de riesgo ¿se debe iniciar la terapia cuando el peligro de progresión sea alto? En este sentido se ha planteado recientemente la conveniencia de un tratamiento neoadyuvante o adyuvante en tumores renales mayores de 5 cm.[22] No existen estudios en fase III que apoyen la neoadyuvancia, existiendo, sin embargo, ensayos adyuvantes empleando IL2 y IFN-α, solos o en combinación, que soportando efectos secundarios en un 30 % de los casos, no han demostrado efectos positivos sobre la supervivencia.

En este sentido en la actualidad hay autores[23] que basándose en el único tratamiento disponible con citocinas hasta 2006, preconizan el empleo de IL2 en pacientes con carcinoma renal diseminado o recidivado de buen pronóstico, reservando para los de pronóstico intermedio el uso de nuevas líneas de tratamiento. El problema radica en el establecimiento de unos criterios claros para la estratificación de los pronósticos.

Quizás este intento de cambio en la estrategia frente a este tumor se deba a los, aunque esperanzadores, recortados y pobres resultados obtenidos con el empleo de las citocinas, y a la disponibilidad actual de nuevos productos y esquemas de tratamiento que han sobrevenido en los dos últimos años.

Como novedad, existen estudios como el Avoren que compara un nuevo producto, bevacizumab, activo frente al factor de crecimiento vascular endotelial (VEGF), mediador clave en la angiogénesis, en combinación con IFN-α, frente a placebo e IFN-α. Obtiene respuestas de hasta 31 % en comparación con IFN solo, doblando el período de supervivencia sin progresión. Estos estudios han sido presentados en el 43.º congreso de ASCO en 2007. De lo anterior se desprende que el IFN mantiene su vigencia en cuanto a resultados, aunque no todo lo buenos que se desearían, por lo que la aparición de nuevos medicamentos debieran compararse con él.

6 Resultados hasta la actualidad de la inmunoterapia sobre el cáncer renal

Son tantos y tan variados los estudios clínicos sobre el empleo de IFN e IL2 frente al tumor renal que sería imposible hasta la fecha realizar un análisis crítico sobre sus potenciales y reales beneficios, distinguiendo entre sí sus resultados. Afortunadamente, disponemos de una reciente revisión sistemática por parte de la Biblioteca Cochrane con todos los resultados disponibles,[24] publicada en 2005 y revalidada en febrero de 2007.

La revisión se inicia recordando que la inmunoterapia se basa en estudios no controlados y aleatorios, limitados en general por su reducido tamaño y su bajo poder estadístico. Los objetivos priorizados fueron la comparación de la IL2 a dosis altas frente a otras opciones, y la de IFN-α, también ante otras opciones. El resultado primario de interés fue la supervivencia global al año, siendo el porcentaje de remisión objetiva la conclusión secundaria de mayor interés.

Se realizó una búsqueda sistemática en las bases de datos CENTRAL, MEDLINE y EMBASE de estudios publicados entre 1995 y 2004, eligiendo 53 estudios que reclutaron 6.117 pacientes.

Los resultados a priori fueron interesantes. El porcentaje de remisiones parciales o totales fue del 12,9 % en pacientes tratados con inmunoterapia, frente al 2,5 % en pacientes controles no tratados, y frente al 4,3 % de remisiones en grupos manejados con placebo. El 28 % de las remisiones fueron consideradas como completas, estableciéndose la mediana de supervivencia en 13,3 meses con un rango de 6-27 meses.

No se identificaron estudios aleatorios que comparasen IL2 a altas dosis con controles sin tratamiento, ni tampoco estudios comparativos de IL2 con IFN-α. En 2005 se publicó un estudio aleatorizado del Cytokine Working Group, que comparó altas dosis de IL2 con bajas dosis de IL2 administradas en forma subcutánea junto a IFN-α.[25] La conclusión obtenida nos refería que el tratamiento inmunoterápico en la actualidad no debe ser considerado como de 1.ª línea.

En el metaanálisis se estableció la supervivencia similar entre pacientes con altas dosis de IL2 y los tratados con dosis bajas en forma subcutánea o en bolo intravenoso.

La asociación de IL2 al IFN no mejoró la supervivencia cuando el tratamiento se basó en IFN solo. Desgraciadamente no se han podido establecer las dosis óptimas del tratamiento con IFN-α.

Son tantos estudios y tantos datos en cuanto a resultados, incluso en ocasiones contradictorios, que es difícil extrapolarlos a la práctica clínica actual. Por ello, a continuación se expondrán las directrices actuales recomendadas por las guías clínicas de mayor uso.

7 Recomendaciones actuales

En nuestro medio, disponemos de las Guías Clínicas de la Asociación Europea de Urología publicadas en referencia al cáncer renal en 2007,[26] punto obligado para establecer unas pautas de actuación. Asimismo, establecen categorías en cuanto a niveles, tipos de evidencia y recomendaciones (véanse las tablas II y III).

Las propias guías no establecen categóricamente niveles en cuanto a pronóstico, pero, en cuanto a tratamiento sistémico se refiere, se considerarían tumores de mejor pro-

Nivel	Tipo de evidencia
1a	Obtenida de metaanálisis sobre estudios aleatorizados.
1b	Obtenida de al menos un estudio aleatorizado.
2a	Obtenida de un estudio bien diseñado y controlado sin aleatorización.
2b	Obtenida de al menos otro tipo de estudio bien diseñado casi experimental.
3	Obtenida de un estudio no experimental bien diseñado, como estudios comparativos, estudios correlacionados e informes de casos.
4	Obtenida de informaciones de comité de expertos u opiniones o experiencias clínicas de autoridades de reconocido prestigio.

Tabla II.
Niveles y tipos de evidencia.

Grado	Recomendaciones
A	Basadas en estudios clínicos de buena calidad y consistencia, que incluyan al menos un estudio aleatorizado.
B	Basadas en estudios clínicos bien conducidos, que no incluyen estudios aleatorizados.
C	Realizada en ausencia de estudios clínicos de buena calidad.

Tabla III.
Niveles y tipos de recomendación.

nóstico aquellos compuestos de células claras, con un grado celular bajo, con metástasis en un solo órgano, de preferencia pulmonar, y con un tiempo de latencia entre diagnóstico y nefrectomía superior a los doce meses (véase la tabla IV).

Respecto al beneficio de realizar *nefrectomía en tumores diseminados* nos indican que ésta se deberá practicar cuando el estado general del paciente sea bueno, y sea seguida de inmunoterapia con IFN, situación que mantiene un nivel de evidencia 1b.[27]

La *terapia inmunológica adyuvante*, entendida como aquella administrada al paciente con enfermedad localizada de alto riesgo, a partir de pT3, no se encuentra en la actualidad recomendada (grado de recomendación A) por cuanto no supone un aumento de supervivencia (nivel de evidencia 1b).

Cuando se detecten *metástasis asincrónicas* con largo intervalo de aparición superior a los dos años, o *lesiones residuales*, deberán resecarse, no estando recomendada la administración de inmunoterapia por cuanto no incrementa el pronóstico (nivel de evidencia 2b), siempre que las lesiones sean limitadas y accesibles quirúrgicamente.

Ya que la IL2 no ha demostrado ser superior al IFN, incluso en regímenes de altas dosis, su uso no se recomienda (nivel de evidencia 1b), siempre que se emplee el IFN-α

Buen *perfomance status.*
Adenocarcinoma de células claras.
Nefrectomía previa.
Metástasis única.
Metástasis pulmonares.
Tiempo de latencia entre diagnóstico y diseminación > 12 meses.
Sin inmunoterapia previa.

Tabla IV.
Condiciones que mejoran la respuesta a la manipulación inmunológica.

subcutáneo a dosis de 10 millones UI tres veces por semana y durante doce semanas. Con esta pauta, el porcentaje de respuestas será de 6-15 %, junto a una disminución del 25 % en el riesgo de progresión tumoral, lográndose un beneficio de tres a cinco meses en la supervivencia.[24]

En las guías no se hace referencia al tratamiento mediante inhalación de IL2 indicada en pacientes con metástasis pulmonares en los que no exista otra opción terapéutica.[28] En nuestro país se realizó un estudio que reclutó 51 pacientes afectos de metástasis pulmonares no resecables tratadas con ILK2 en forma inhalada. Se logró un 13,7 % de respuesta objetiva, con una mediana de supervivencia de 8,6 meses y una supervivencia global de 23 meses.[29]

Las propias guías aventuran el futuro del tratamiento médico del cáncer renal diseminado, con unos niveles de evidencia altos, y basados en estudios recientes, recomendando el uso de *inhibidores de la tirosinkinasa*,[30] *sorafenib* en 2.ª línea tras inmunoterapia en tumores de buen pronóstico, y *sunitinib* como 1.ª opción de tratamiento cuando el riesgo es intermedio, reservando el *temsirolimus* como primer escalón terapéutico en tumores de pobre pronóstico (véase la tabla V).

Otras guías clínicas como la de BC Cancer Agency de Canadá[31] y la del National Cancer Institute de EE.UU.[32] se hacen eco de las mismas recomendaciones. En esta última, curiosamente el IFN y la ILK2, incluso en combinación, se aconsejan ante la progresión o ausencia de respuesta a los modernos fármacos en tumores renales compuestos predominantemente de células claras.

Probablemente, un futuro más o menos inmediato nos hará disponer de nuevos fármacos efectivos en el manejo de esta patología, adaptando su uso a los distintos tipos tumorales, referidos siempre al pronóstico individualizado de cada uno de ellos.

Aunque sea aventurado siquiera apuntarlo, actualmente se vislumbra un desarrollo vertiginoso de otros fármacos tumoricidas, como los *inhibidores de la angiogénesis*, ya disponibles y aprobados para su uso clínico, y de otros como *temsirolimus, lapanitib, beva-*

La inmunoterapia adyuvante en tumores no diseminados no está indicada.
La inmunoterapia mediante IFN-α se indica en tumores diseminados a dosis de 10 millones subcutánea tres veces por semana durante doce semanas.
No se contempla la administración de IL2 por no ser superior su eficacia al IFN.
Sunitinib como 1.º línea en tumores de pronóstico bueno o intermedio.
Sorafenib como 2.º línea tras IFN en tumores de buen pronóstico.
Temsirolimus como 1.º línea en tumores de pobre pronóstico.

Tabla V.
Guías clínicas EAU 2007.

cizumab, axinitib, neovastat, etc., que, igualando y superando la eficacia del IFN-α, sean mejor tolerados por el paciente. Es probable que esta situación haga entrar en el olvido la inmunoterapia con IFN-α e IL2 en el manejo, siempre complicado y sorprendente, del cáncer renal. No obstante hay autores que preconizan un primer intento de tratamiento inmunoterápico a fin de lograr períodos de estabilización en el curso de la enfermedad, reservando los modernos tratamientos para una 2.ª línea.[5] En definitiva, se trata de agotar una opción de tratamiento que, a pesar de su escasa respuesta, cuando ésta se alcanza puede ser duradera en el tiempo.

Como colofón parece interesante apuntar las líneas actuales empleadas para el manejo del cáncer renal diseminado. Para aquellos compuestos de células claras, con metástasis pulmonares, en los que éstas han aparecido más allá del año del diagnóstico, con buen *performance status,* y nefrectomía previa (véase la tabla IV) estaría indicado el tratamiento con IFN-α a dosis de 9 millones UI tres veces por semana, en aplicación subcutánea, durante doce semanas, evaluando tras este período la respuesta; lo que no está claro es la duración del tratamiento o si se debe realizar terapia de mantenimiento.

Para aquellos tumores que presenten tres o más factores de mal pronóstico de los siguientes: LDH > 1,5 límite normal, hemoglobina < 10 g, calcio > 10 g/dl, intervalo menor a un año entre el diagnóstico y la diseminación, Karnofsky ≤ 70, o metástasis en ≥ 2 órganos distintos, están indicados los modernos tratamientos médicos, incluyendo algunas combinaciones de éstos con IFN-α.[33]

BIBLIOGRAFÍA

1. Robson CJ. Radical nephrectomy for renal cell carcinoma. J Urol 1963; 89: 37.

2. Stadler WM, Huo D, George C *et al.* Factores pronósticos para la supervivencia en el cáncer renal metástasico tratado con gemcitabina y 5-fluoracilo. J Urol 2003; 169: 1141.

3. Sokoloff MH, Figlin RA, Belldegrun AS. Tratamiento del carcinoma metástasico de células renales. AUA update series, volume XV, lección 30, 1996.

4. DeKernion JB, Ramming KP, Smith RB. Natural history f metastatic renal cell carcinoma. J Urol 1978; 120(1): 148-52.

5. Yang JC, Childs R. Inmunotherapy for renal cell cancer. J Clin Oncol 2006; 24(35): 5576-583.

6. Isaacs A, Lindenmamm J. Virus interference. I. The interferon. J Interferon Res 1987; 7: 429.

7. Gitlitz BJ, Figlin RA. Las citocinas en el tratamiento del carcinoma renal metastático. Urol Clin North Am 2003: 575.

8. Quesada JR, Swanson DA, Trindade A *et al.* Renal cell carcinoma: antitumor effects of leukocyte interferon. Cancer Res 1983; 43: 940.

9. Neidhart J, Gagan M, Young D. Interferon-alpha therapy of renal cancer. Cancer Res 1984; 44: 4140.

10. Muss HB, Costanzi JJ, Leavitt R *et al.* Recombinant alfa interferon on renal cell carcinoma: a randomized trial of two routes of administration. J Clin Oncol 1987; 5: 286.

11. Krown SE. Interferon treatment of renal cell carcinoma: current status and future prospects. Cancer 1987; 59: 647.

12. Logothetis C. Treatment of chemotherapy-refractory metastatic urothelial tumours. Urol Clin North Am 1992; 19(4): 775.

13. Fyfe G, Fisher RJ, Rosenberg SA *et al.* Results of treatment of 255 pacientes with metastatic renal cell carcinoma who receive high-dose recombinant interleukin-2 therapy. J Clin Oncol 1995; 13: 688.

14. Gitlitz BJ, Hoffman D, Moldawer N *et al.* Treatment of metastatic renal cell carcinoma with high dose bolus interleukin-2 in a non-intensive care unit: an analysis of 124 patients consecutively treated patients. Cancer 2001; 7(2): 112.

15. Figlin RA. Renal cell carcinoma: current status and future plans. Cancer J Sci Am 2000; 6(1): 52.

16. Figlin RA, Belldegrun A, Moldawer N *et al.* Concomitant administration of recombinant human interleukin-2 and recombinant interferon alfa-2a: an active outpatient regimen in metastatic renal cell carcinoma. J Clin Oncol 1990; 1(3): 377.

17. Parton M, Gore M and Eisen T. Role of cytokine therapy in 2006 and beyond for metastatic renal cell cacner. J Clin Oncol 2006; 24(35): 5584-592.

18. Pierce W, Belldegrun A, Figlin R. Celular therapy: Scientific rationale and clinical results in the treatment of metastatic renal cell carcinoma. Seminars in Oncology 1995; 22(1): 74.

19. Pardoll DM. New strategies for enhancing the inmunogenicity of tumours. Current Opinion in Inmunology 1993; 5(7): 719.

20. Jaffee EM, Marshall FF, Mulligan RC *et al.* Feability of human gene therapy for renal cell carcinoma. J Urol 1994; 151(5): 486.

21. Stadler WM Kuzel T, Dumas M *et al.* Multicenter phase II trial of IL2, IFN-α, and 13-cis-retinoic acid in patients with metastatic renal cell carcinoma. J Clin Oncol 1998; 16: 1820.

22. Doehn C, Merseburger AS, Jocham D and Kuczvk MA. Urologe A 2007; 6: 230.

23. Escudier B. Advanced renal cell carcinoma: current and emerging management strategies. Drugs 2007; 67(9): 1257-264.

24. Coppin C, Porzsolt F, Autenrieth M, Kumpf J, Coldman A, Wilt T. Inmunotherapy for advenced renal cell cancer. Cochrane Database Syst Rev 2005, 25(1): CD001425.

25. Mc Dermott DF, Regan MM, Clark JI. Randomized phase III trial of high dose ILK2 versus subcutaneous ILK2 and IFN in patients with metastatic renal cell cacinoma. J Clin Oncol 2005; 23: 133-41.

26. Guidelines on Renal Cell Carcinoma. ©European Association of Urology 2007.

27. Flanigan RC, Mickish G, Sylvester R, Tangen C, van Poppel H, Crawford ED. Cytoreductive nephrectomy in patients with metastatic renal cell cancer: a combined analysis. J Urol 2004; 171(3): 1071-076.

28. Huland E, Burger A, Fleischer J *et al.* Efficay and safety of inhaled recombinant interleuikin-2 in high risk renal cell cancer patients compared with systemic interleukin-2: an outcome study. Cancer J Sci Ann 1997; 3598.

29. Esteban-González E, Carballido J, Navas V *et al.* Retrospective review in patients with pulmonary metastases of renal cell carcinoma receiving inhaled recombinant ILK2. Anticancer Drugs 2007; 18(3): 291-96.

30. Motzer R, Hutson T, Tomczak P *et al.* Sunitinib *versus* interferon alfa, or both for advanced renal cell carcinoma. N Engl J Med 2007; 356: 2271-278.

31. BCCancerAgency.http://www.bccancer.bc.ca/HPI/CancerManagementGuidelines/Genitourinary/Kidney.

32. National Cancer Institute. http://www.cancer.gov.

33. Hudes G, Carducci M, Tomczak P *et al.* Temsirolimus, interferon alfa, or both for advanced renal-cell carcinoma. N Engl J Med 2007; 356(2): 2271-281.

Capítulo 7. Nuevas dianas terapéuticas moleculares

J. BELLMUNT

Servicio de Oncología Médica
Hospital del Mar
Barcelona

Dirección para correspondencia
Hospital del Mar
Dr. J. Bellmunt
jbellmunt@imas.imim.es

1   Terapias dirigidas a dianas terapéuticas en el CCR

Los avances en la comprensión de la biología molecular del CCR han dado lugar al desarrollo de tratamientos biológicos dirigidos (terapias diana) que representan (tras más de quince años disponiendo tan sólo de las citoquinas como arma terapéutica) un avance significativo en el tratamiento de esta patología, con una mejora importante en la supervivencia libre de enfermedad y gracias a algunos fármacos, de la supervivencia global. Asimismo, el perfil de toxicidad con respecto a los tratamientos considerados estándar, como las citoquinas, ha mejorado de forma ostensible.

Se han descrito varias dianas terapéuticas de posible interés en el tratamiento del CCR. Entre otras, las mejor caracterizadas son las implicadas en la proliferación celular, como la familia de receptores del factor de crecimiento epidérmico (EGFR), la vía del mTOR y la de la Raf-kinasa, así como las implicadas en la angiogénesis, como el factor de crecimiento endotelial vascular (VEGF) y su receptor (VEGFR), sin olvidar el receptor del factor de crecimiento derivado de plaquetas (PDGFR).

Destaca la inactivación por mutación o hipermetilación en el gen de von Hippel Lindau *(VHL)* (presente en el 75 % de los CCR esporádicos) que da lugar a una regulación positiva de varios genes implicados en la angiogénesis, como el VEGFR y PDGFR.[1] En el momento actual seis estudios han demostrado una prolongación significativa de la supervivencia libre de progresión, de la global o de ambas (véase la tabla I).

Diseño del estudio	Línea de tratamiento/ características de los pts	Beneficio clínico
Sorafenib *versus* placebo[23]	2.ª línea / ECOG 0-1	Mediana PFS 5,5 *versus* 2,8 mo Mejor SG (censurando datos de *crossover*)
Sunitinib *versus* IFN[24]	1.ª línea /ECOG PS 0-1	Mediana PFS 11 *versus* 5 mo Mediana SG 26 *versus* 22 mo*
Bevacizumab + IFN *versus* placebo + IFN[15]	1.ª línea	Mediana PFS 10,2 *versus* 5,4 mo
Bevacizumab + IFN *versus* IFN[16]	1.ª línea	Mediana PFS 8,5 *versus* 5,2 mo
Temsirolimus versus IFN[23]	1.ª línea (alto riesgo)	Mediana SG 11 *versus* 7 mo**
Everolimus versus placebo[10]	2.ª línea post TKI	Mediana PFS 4,0 *versus* 1,9 mo

SG: supervivencia global; PFS: supervivencia libre de progresión; TKI: inhibidores de tirosín cinasa.
*Significativo cuando se excluyen los pacientes que recibieron tratamiento con sunitinib al progresar a IFN.
**La comparación es de temsirolimus frente a IFN; mediana de SG en el brazo de temsirolimus + IFN fue de ocho meses.

Tabla I.
Resumen de los estudios fase III con terapias dirigidas a dianas terapéuticas en el cáncer renal.

Aunque no todos los pacientes con CCR presentan anormalidades en el gen *VHL*, casi todos ellos muestran una sobrerregulación del RNA mensajero (mRNA) del VEGF, o niveles elevados de la proteína VEGF,[2] lo cual sugiere que vías alternativas independientes de *VHL* podrían promover la expresión de VEGF, y que, probablemente, éstas estén implicadas en la oncogénesis del CCR. Otras vías activadas en el CCR son la vía del EGFR y la de la mTOR, que regulan la supervivencia y el crecimiento celular.

Básicamente se han estudiado dos estrategias diferentes para inhibir estas dianas: los anticuerpos monoclonales como bevacizumab, ABX-EGF, cetuximab, y las moléculas pequeñas inhibidoras de la tirosín cinasa como sunitinib, sorafenib, pazopanib, PTK 787 y axitinib. Otro fármaco interesante es temsirolimus. Los estudios en fase II con estos fármacos han constatado una actividad clínica sustancial en el carcinoma de células renales avanzado. Se ha descrito un efecto beneficioso sobre la supervivencia global con el uso de temsirolimus, y de la supervivencia libre de progresión con sunitinib, sorafenib, la combinación bevacizumab/interferón y con everolimus, en ensayos aleatorizados que han dado lugar a la rápida autorización de sunitinib, sorafenib, bevacizumab/interferón y temsirolimus por la Federal Drugs Agency (FDA) y/o la European Medicines Agency (EMEA) para el CCR avanzado. No obstante, conforme se desarrollan nuevos tratamientos, aparecen desafíos relativos al uso óptimo de estos fármacos dirigidos a dianas.

1.1 *Inhibidores de mTor*

Diversos compuestos, tales como rapamicina, CCI-779 (temsirolimus) y RAD-001, han sido desarrollados para inhibir mTOR y prevenir de esta manera la iniciación transnacional.[3,4,5] En el laboratorio, la inactivación de pVHL sensibiliza las células a la inhibición de mTOR de una manera dependiente de HIF.[6] En estudios clínicos fase II en pacientes con CCR metastásico refractarios a citoquinas, el tratamiento con el inhibidor de mTOR CCI-779 (temsirolimus) produjo una tasa de respuestas objetivas del 7 %, incluyendo una respuesta completa y un 17 % de estabilizaciones a las 24 semanas.[7] La notable actividad de este fármaco en pacientes con CCR con características de mal pronóstico, propició un estudio fase III comparando CCI-779, IFN-α o la combinación de los dos en 626 pacientes de mal pronóstico, demostrando un aumento significativo de la supervivencia para la rama de CCI-779 (10,9 meses), comparado con IFN-α (7,3 meses) o la combinación de ambos (8,4 meses).[8] Éste es el primer estudio que demuestra un aumento significativo de la supervivencia en pacientes con CCR metastásico en pacientes con criterios de mal pronóstico, lo que ha determinado su reciente aprobación por la FDA y la EMEA de forma global.

En la misma línea que temsirolimus pero por vía oral, se ha desarrollado RAD001 (everolimus) un inhibidor oral de la serina-treonina kinasa de mTOR. En un ensayo clínico fase II en 25 pacientes con CCR metastásico se demostró que RAD001 fue bien tolerado cuando se administraba por vía oral a una dosis de 10 mg diarios sin interrupciones (ciclo de 28 días). Los resultados de eficacia pusieron de manifiesto una actividad antitumoral prometedora demostrada por una tasa de respuestas parciales del 36 % y una prolongada media de tiempo a la progresión de más de tres meses en el 86 % de los pacientes.[9] En un estudio fase III en pacientes con cáncer renal que habían progresado a un tratamiento con inhibidores de tirosín cinasa, y aleatorizados a recibir everolimus o placebo, los sujetos que recibieron everolimus presentaron una media de supervivencia libre de progresión de 4,0 meses (95 % CI: 3,7-5,5) comparado con 1,9 con los que recibieron placebo (95 % CI: 1,8-1,9). Demostración de que los inhibidores de mTor son una opción en tratamiento al fallo de inhibidores de tirosín cinasa como sorafenib o sunitinib.[10]

1.2 *Terapias antiangiogénicas dirigidas a factores de crecimiento endotelial vascular (VEGF) o a sus receptores*

El carcinoma renal de células claras es un tumor muy vascularizado y produce una gran variedad de moléculas proangiogénicas, incluyendo el producto de los genes de respuesta a HIF como el factor de crecimiento endotelial vascular (VEGF). Éste estimula la proliferación y la supervivencia de las células endoteliales. Además de sus efectos proangiogénicos, VEGF es capaz de suprimir la respuesta inmune antitumoral.[11,12] El receptor de VEGF (VEGFR-2 o KDR) está sobreexpresado en las células del CCR, lo que sugiere la posibilidad de que se produzca un mecanismo de estimulación autocrino, además de los efectos paracrinos del VEGF sobre las células endoteliales.[13]

Diversos agentes capaces de inhibir VEGF o su receptor KDR, muestran actividad contra CCR. En un ensayo fase II aleatorizado, los pacientes con carcinoma renal metastásico que fueron tratados con el anticuerpo monoclonal dirigido contra VEGF, bevacizumab, mostraron un aumento significativo en el tiempo a la progresión (4,8 meses *versus* 2,5 meses), lo que proporciona la prueba de concepto de la eficacia de la terapia antiangiogénica.[14] En un ensayo recientemente publicado, se comparó la combinación de bevacizumab (10 mg/kg cada dos semanas) con IFN-α (9 MU tres veces por semana) *versus* IFN-α solo en 649 pacientes con CCR avanzado, demostrando un aumento de la tasa de respuesta (31 % *versus* 13 %) y del tiempo a la progresión (10,2 *versus* 5,4 meses, HR 0,63; P < 0,0001), sin encontrarse diferencias significativas en la supervivencia global y con un perfil de toxicidad ligeramente superior a la monoterapia con IFN-α.[15] Los resultados de un estudio similar (CALGB 90206) presentado en ASCO-GU 2008, pendientes de ser publicados, confirman el beneficio de la combinación.[16]

Múltiples inhibidores de la actividad tirosín cinasa del KDR (VRGFR-2), incluyendo SU11248 (sunitinib), BAY43-9006 (sorafenib) y AG-013736 (axitinib) también han demostrado una actividad significativa contra este tipo de tumor.[17,18,19,23]

SU11248 (sunitinib) es un inhibidor oral multiselectivo de la actividad tirosín cinasa del VEGFR-2 y PDGFR-β, con actividad adicional sobre c-Kit y FLT-3. Sunitinib ha demostrado en dos estudios fase II en pacientes refractarios a citoquinas, una tasa de respuesta del 40 %, con una tasa de estabilizaciones > 3 meses del 27 %. La mediana del tiempo a la progresión fue de 8,5 meses.[17] Este ensayo dio lugar a la aprobación de este fármaco por la FDA y la EMEA. Un reciente ensayo fase III aleatorizado ha comparado sunitinib *versus* IFN-α como tratamiento de primera línea en 750 pacientes con CCR metastásico a la dosis de 50 mg/día vía oral durante cuatro semanas seguido de dos de descanso.[21] Los resultados en supervivencia de este estudio, han sido presentados en el Congreso de la American Society of Clinical Oncology de 2008 y confirman un aumento de la tasa de respuesta (46 % *versus* 12 %), de la mediana de supervivencia libre de progresión (once meses *versus* cinco meses) *hazard ratio* 0,52 (95 % *confidence interval,* 0,43-0,61; P < 0,000001) a favor de sunitinib.[18] Los pacientes tratados con sunitinib consiguieron una mediana de supervivencia global de 26,4 meses (95 % CI: 23,0-32,9) en comparación con 21,8 meses (95 % CI: 17,9-26,9) en los que recibieron interferón (*hazard ratio* 0,821 [95 % CI: 0,673-1,001]; P = 0,0510 *(log-rank test).* La mediana de supervivencia censando los pacientes que fueron cruzados a recibir el brazo alternativo de tratamiento fue de 26,4 meses (95 % CI: 23,0-32,9) para los que recibieron sunitinib y de veinte meses (17,8-26,9) para los que recibieron interferón (*hazard ratio* 0,808 [95 % CI: 0,661-0,987]; P=0,0362 *(log-rank test)*.[24] El estudio demuestra que con las nuevas dianas terapéuticas hemos doblado la expectativa de supervivencia de nuestros pacientes.

Estos resultados, junto con una mejora en la calidad de vida, así como un mejor perfil de toxicidad, hacen que sunitinib sea actualmente una opción adecuada en el tratamiento de primera línea en pacientes con CCR avanzado.

BAY43-9006 (sorafenib) es también un inhibidor de múltiples cinasas implicadas en angiogénesis (KDR y PDGFR-β)[23] pero adicionalmente tiene la peculiaridad de inhibir la vía de proliferación asociada a Raf. En ensayos fase I, se constató su actividad en cáncer renal y en carcinoma hepatocelular (actualmente con beneficios en la supervivencia en pacientes con este tipo tumoral) con respecto a otras neoplasias epiteliales. Sin embargo, es posible que la inhibición de Raf por sorafenib sea relevante desde el punto de vista de la angiogénesis, ya que Raf ha sido implicado en la supervivencia de las células endoteliales.[22] Un estudio fase II de aleatorización discontinuada (tratamiento aleatorizando tan sólo al subgrupo de pacientes con CCR metastásico que presentan estabilización de la enfermedad) confirmó el aumento en la mediana de la supervivencia libre de progresión para pacientes tratados con sorafenib. Posteriormente, un ensayo fase III aleatorizado (estudio TARGET) ha comparado sorafenib a la dosis de 400 mg/12 horas vía oral con placebo en 903 pacientes con CCR metastásico que habían recibido tratamiento previo con citoquinas, demostrando una aumento significativo de la mediana de supervivencia libre de progresión (5,5 meses para pacientes tratados con sorafenib *versus* 2,8 meses para pacientes tratados con placebo, HR 0,44; P < 0,01).[23] Con estos datos, la FDA y la EMEA aprobaron el uso de sorafenib para el tratamiento de todo tipo de pacientes con RCC metastásico. La actualización de este estudio presentada en ASCO 2007 demuestra un beneficio para la supervivencia en estos pacientes cuando no se tiene en cuenta a los pacientes del grupo placebo que recibieron sorafenib al abrirse el ciego del estudio. Un pequeño estudio fase II aleatoizado que comparaba sorafenib *versus* IFN-α en primera línea de tratamiento en pacientes con CCR avanzado, no ha permitido demostrar beneficio en términos de supervivencia libre de progresión con respecto a interferón. El estudio, no obstante, mostró un mejor perfil de toxicidad y una mejoría en la calidad de vida de los pacientes que recibían sorafenib.[25]

AG-013736 (axitinib) es un fármaco de dispensación oral e inhibidor de múltiples receptores tirosín cinasa (VEGFR-1, VEGFR-2, VEGFR-3, c-Kit y PDGFR-β) con actividad antiangiogénica. Los resultados de un estudio multicéntrico fase II con AG-013736 en el CCR se presentaron en la reunión anual de la ASCO de 2005[34] y han sido reportados por Rixe.[20] A 52 pacientes con CCR metastásico resistente a citoquinas (87 % con una histología de células claras) se les administró 5 mg de AG-013736 dos veces al día durante cuatro semanas. Los resultados mostraron una respuesta parcial en el 46 % de los pacientes y una estabilización de la enfermedad en otro 40 %.

1.3 TGF-α y receptor del factor de crecimiento epidérmico

TGF-α es otro de los factores de crecimiento de respuesta a HIF y es mediador de una estimulación autocrina en las células de carcinoma renal mediante la activación del receptor del factor de crecimiento epidérmico (EGFR) expresado en su superficie.[26,27,28] La inhibición farmacológica de EGFR es suficiente para inhibir el crecimiento de líneas celulares de RCC inoculadas bajo la piel de ratones inmunocomprometidos.[29,30] Pequeñas moléculas inhibidoras del actividad tirosín cinasa del EGFR (erlotinib y gefitinib) y anticuerpos monoclonales (cetuximab) están actualmente aprobados para el tratamiento de otros tipos de tumores. Desafortunadamente, los inhibidores de EGFR testados como agentes únicos en RCC metastásico han demostrado una actividad clínica muy limitada.[31,32] Por el contrario, un ensayo piloto de fase II que evaluó la combinación de la inhibición de EGFR y VEGF con erlotinib y bevacizumab, respectivamente, en RCC metastásico, demostró resultados sorprendentes con una tasa de respuesta del 25 % y una tasa de estabilizaciones a las 8 semanas del 61 %.[33]

Para confirmar estos hallazgos, se diseñó un estudio aleatorizado de monoterapia con bevacizumab *versus* la combinación bevacizumab/erlotinib. Los resultados preliminares no demostraron ningún beneficio de la combinación *versus* bevacizumab como agente único.[34]

1.4 Combinaciones de fármacos

Como ha sido descrito anteriormente, un gran número de productos de los genes de respuesta a HIF están implicados en el desarrollo del RCC. La inhibición individual de dichas proteínas o de sus receptores ha demostrado resultados muy prometedores, como es le caso del VEGF/KDR. La inhibición combinada de vías de señalización colaterales (combinaciones horizontales) mediante agentes que inhiben diferentes dianas protumorigénicas de HIF (como VEGF, PDGF y TGF-α) es una aproximación racional al éxito de la combinación de agentes. Por ejemplo, agentes que bloquean VEGF (bevacizumab) o VEGFR (sorafenib, sunitinib o AG-013736) pueden ser combinados con inhibidores de EGFR (erlotinib), inhibidores de mTOR (temsirolimus o everolimus) o ambos, mediante una inhibición horizontal.

Una aproximación alternativa sería combinar agentes que inhiben indirectamente HIF mediante la inhibición de los factores de crecimiento de respuesta a HIF y de sus receptores como, por ejemplo, la combinación de un inhibidor de mTOR con bevacizumab y/o un inhibidor de KDR como sunitinib o sorafenib (combinaciones verticales). En este esquema, la inhibición submáxima de cada componente en la vía de señalización puede producir un profundo efecto, ya que la inhibición global de dicha vía variará según el producto de los efectos de cada componente. Sin embargo, las combinaciones de terapias moleculares dirigidas necesitan ser evaluadas sistemáticamente, ya que la combinación de agentes puede tener efectos tóxicos aditivos sin producir necesariamente un claro beneficio clínico.

2 Conclusiones

El gen supresor tumoral *VHL* está mutado o silenciado en la mayoría de los casos de carcinomas renales de células claras. La pérdida de pVHL produce la estabilización de HIF-α dando lugar a la transcripción de genes de respuesta a HIF. Muchos de los productos de dichos genes han demostrado ser protumorigénicos en el desarrollo del RCC. Estos avances en la comprensión de la biología molecular del RCC han dado lugar al desarrollo de tratamientos biológicos dirigidos que representan, por vez primera en más de quince años de tan sólo disponer de las citoquinas como arma terapéutica, un avance significativo en el tratamiento de esta enfermedad, con una mejora importante en el perfil de toxicidad con respecto a los tratamientos considerados estándar. Entre ellos, sunitinib y la combinación bevacizumab/interferón se ha impuesto como el tratamiento de primera línea de pacientes con enfermedad avanzada. Sin embargo, las nuevas terapias dirigidas contra dianas moleculares plantean nuevos desafíos e interrogantes como son: la secuencia de administración, el beneficio de la terapia combinada, la determinación de factores predictivos de respuesta, mejora del perfil de toxicidad a largo plazo, etc. Varios ensayos clínicos están actualmente en marcha usando estos agentes en combinación o en el tratamiento adyuvante tras la cirugía en pacientes de alto riesgo.

BIBLIOGRAFÍA

1. Haase VH. The VHL/HIF oxygen-sensing pathway and its relevance to kidney cancer. Kidney Int 2006; 69: 1302-307.

2. Rini BI, Small EJ. Biology and clinical development of vascular endothelial growth factor-targeted therapy in renal cell carcinoma. J Clin Oncol 2005; 23: 1028-043.

3. Treins C, Giorgetti-Peraldi S, Murdaca J *et al.* Insulin stimulates hypoxia-inducible factor 1 through a phosphatidylinositol 3-kinase/target of rapamycin-dependent signaling pathway. J Biol Chem 2002; 277: 27975-981.

4. Hudson CC, Liu M, Chiang GG *et al.* Regulation of hypoxia-inducible factor 1alpha expression and function by the mammalian target of rapamycin. Mol Cell Biol 2002; 22: 7004-014.

5. Brugarolas JB, Vázquez F, Reddy A *et al.* TSC2 regulates VEGF through mTOR-dependent and-independent pathways. Cancer Cell 2003; 4: 147-58.

6. Thomas GV, Tran C, Mellinghoff IK *et al.* Hypoxia-inducible factor determines sensitivity to inhibitors of mTOR in kidney cancer. Nat Med 2006; 12: 122-27.

7. Atkins MB, Hidalgo M, Stadler WM *et al.* Randomized phase II study of multiple dose levels of CCI-779, a novel mammalian target of rapamycin kinase inhibitor, in patients with advanced refractory renal cell carcinoma. J Clin Oncol 2004; 22: 909-18.

8. Hudes G, Carducci M, Tomczak P *et al.* Temsirolimus, interferon alpha, or both for advanced renal-cell carcinoma. N Engl J Med 2007; 356: 2271-281.

9. Amato RJ, Misellati A, Khan M *et al.* A phase II trial of RAD001 in patients (Pts) with metastatic renal cell carcinoma (MRCC). J Clin Oncol 2006; 24: 18s (abstract 4530).

10. Motzer RJ, Escudier B, Oudard S *et al.* Efficacy of everolimus in advanced renal cell carcinoma: a double-blind, randomised,

placebo-controlled phase III trial. Lancet 2008.

11. Ohm JE, Gabrilovich DI, Sempowski GD, *et al.* VEGF inhibits T-cell development and may contribute to tumor-induced immune suppression. Blood 2003; 101: 4878-886.

12. Gabrilovich DI, Ishida T, Nadaf S *et al.* Antibodies to vascular endothelial growth factor enhance the efficacy of cancer immunotherapy by improving endogenous dendritic cell function. Clin Cancer Res 1999; 5: 2963-970.

13. Fox SB, Turley H, Cheale M *et al.* Phosphorylated KDR is expressed in the neoplastic and stromal elements of human renal tumours and shuttles from cell membrane to nucleus. J Pathol 2004; 202: 313-20.

14. Yang JC, Haworth L, Sherry RM *et al.* A randomized trial of bevacizumab, an anti-vascular endothelial growth factor antibody, for metastatic renal cancer. N Engl J Med 2003; 349: 427-34.

15. Escudier B, Pluzanska A, Koralewski P for the AVOREN trial investigators. Bevacizumab plus interferon alfa-2a for the treatment of metastatic renal cell carcinoma: a randomized, double-blind phase III trial. Lancet 2007; 370: 2103-111.

16. Rini BI, Halabi S, Rosenberg JE *et al.* CALGB 90206: A phase III trial of bevacizumab plus interferon alpha versus interferon alpha monotherapy in metastatic renal cell carcinoma. ASCO GU Meeting Proceedings 2008; Abs 350.

17. Motzer RJ, Rini BI, Bukowski RM *et al.* Sunitinib in patients with metastatic renal cell carcinoma. JAMA 2006; 295: 2516-524.

18. Figlin RA, Hutson TE, Tomcak P *et al.* Overall survival with sunitinib versus interferon-alfa as first-line treatment of metastatic renal cell carcinoma. J Clin Oncol 2008 ASCO Annual Meeting Proceedings. Vol 26 (May 20 Supplement), 2008; Abs 5024.

19. Rini B, Rixe R, Bukowski R *et al.* AG-013736, a multi-target tyrosine kinase receptor inhibitor, demonstrates anti-tumor activity in a phase 2 study of cytokine-refractory, metastatic renal cell carcinoma (RCC). J Clin Oncol 2005; 23: 380s (abstr 4509).

20. Rixe O, Bukowski RM, Michaelson MD, Wilding G, Hudes GR, Bolte O, Motzer RJ, Bycott P, Liau KF, Freddo J, Trask PC, Kim S, Rini BI. Axitinib treatment in patients with cytokine-refractory metastatic renal-cell cancer: a phase II study. Lancet Oncol 2007; 8(11): 975-84. Epub 2007.

21. Motzer RJ, Hutson TE, Tomczak P *et al.* Sunitinib versus interferon alfa in metastatic renal-cell carcinoma. N Engl J Med 2007; 356: 115-24.

22. Hood JD, Bednarski M, Frausto R *et al.* Tumor regression by targeted gene delivery to the neovasculature. Science 2002; 296: 2404-407.

23. Escudier B, Eisen T, Stadler WM *et al.* Sorafenib in advanced clear-cell renal-cell carcinoma. N Engl J Med 2007; 356: 125-34.

24. Figlin RA, Hutson TE, Tomcak P *et al.* Overall survival with sunitinib versus interferon-alfa as first-line treatment of metastatic renal cell carcinoma. J Clin Oncol 2008 ASCO Annual Meeting Proceedings. Vol 26 (May 20 Supplement), 2008; Abs 5024.

25. Szczylik C, Demkow T, Staehler M *et al.* Randomized phase II trial of first-time treatment with sorafenib versus interferon in patients with advanced renal cell carcinoma: Final results. J Clin Oncol 2007; 25: 241s (abstract 5025).

26. Gunaratnam L, Morley M, Franovic A *et al.* Hypoxia inducible factor activates the transforming growth factor-alpha/epidermal growth factor receptor growth stimulatory pathway in VHL renal cell carcinoma cells. J Biol Chem 2003; 278: 44966-974.

27. De Paulsen N, Brychzy A, Fournier MC, *et al.* Role of transforming growth factor-alpha in von Hippel-Lindau (VHL) clear cell renal carcinoma cell proliferation: A possible mechanism coupling VHL tumor suppressor inactivation and tumorigenesis. Proc Natl Acad Sci USA 2001; 98: 1387-392.

28. Knebelmann B, Ananth S, Cohen HT *et al.* Transforming growth factor alpha is a target for the von Hippel-Lindau tumor suppressor. Cancer Res 1998; 58: 226-31.

29. Smith K, Gunaratnam L, Morley M *et al.* Silencing of epidermal growth factor receptor suppresses hypoxia-inducible factor-2-driven VHL renal cancer. Cancer Res 2005; 5: 5221-230.

30. Prewett M, Rothman M, Waksal H *et al.* Mouse-human chimeric antiepidermal growth factor receptor antibody C225 inhibits the growth of human renal cell carcinoma xenografts in nude mice. Clin Cancer Res 1998; 4: 2957-966.

31. Rowinsky EK, Schwartz GH, Gollob JA *et al.* Safety, pharmacokinetics, and activity of ABX-EGF, a fully human anti-epidermal growth factor receptor monoclonal antibody in patients with metastatic renal cell cancer. J Clin Oncol 2004; 22: 3003-015.

32. Motzer RJ, Amato R, Todd M *et al.* Phase II trial of antiepidermal growth factor receptor antibody C225 in patients with advanced renal cell carcinoma. Invest New Drugs 2003; 21: 99-101.

33. Hainsworth JD, Sosman JA, Spigel DR *et al.* Treatment of metastatic renal cell carcinoma with a combination of bevacizumab and erlotinib. J Clin Oncol 2005; 23: 7889-896.

34. Bukowski RM, Kabbinavar FF, Figlin RA, *et al.* Randomized phase II study of erlotinib combined with bevacizumab compared with bevacizumab alone in metastatic renal cell cancer. J Clin Oncol 2007; 25: 4536-541.

En pacientes con carcinoma de células renales (CCR) avanzado, Nexavar® ayuda a...

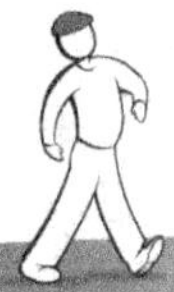

Vivír más

NEXAVAR®—Duplica significativamente la Supervivencia Libre de Progresión (SLP) y aumenta la Supervivencia Global (SG) con independencia a la terapia sistémica previa[1,2]

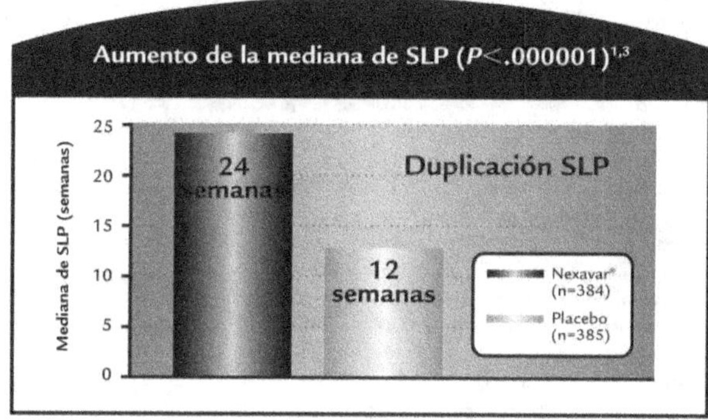

* En el Treatment Approaches in Renal Cancer Global Evaluation Trial (TARGET), un estudio de Fase III, internacional, multicéntrico, aleatorizado, doble ciego y controlado con placebo de Nexavar® en pacientes con CCR avanzado que habían recibido terapia sistémica previa (N=903).

> Análisis final de la SG: datos confusos debido al cruce de pacientes del brazo placebo al brazo Nexavar®[2]
>   – 48% (216/452) pacientes tratados con placebo cruzaron al brazo de tratamiento con Nexavar®[2]

> **El tratamiento con Nexavar® demostró una ventaja estadísticamente significativa de la SG en un análisis secundario,** que censuró los pacientes que cruzaron al brazo de tratamiento con Nexavar®: 17,8 meses con Nexavar® vs 14,3 meses con placebo (RR: 0,78; 95% IC, 0,62-0,97; P:0,0287)[2]

> **Generalmente bien tolerado con un perfil de efectos adversos manejable**
>   – Las tasas de discontinuación del tratamiento por aparición de efectos adversos fueron comparables en ambos brazos: Nexavar® 10% vs placebo 8%[3]

Nexavar® está indicado en el tratamiento de pacientes con carcinoma de células renales avanzado en los que ha fracasado la terapia previa con interferón-alfa o interleukina-2 o que se consideran inapropiados para dicha terapia.

Referencias: 1. Escudier B, Szczylik C, Eisen T, et al; for the BAY 43-9006 TARGETs Clinical Trial Group. Randomized phase III trial of sorafenib (BAY 43-9006)—an oral multi-kinase inhibitor—in patients with advanced RCC. Presented at: 41st ASCO Annual Meeting; May 13-17, 2005; Orlando, FL. www.asco.org. Accessed January 24, 2008. **2.** Bukowski RM, Eisen T, Szczylik C, et al; for the Sorafenib TARGETs Clinical Trial Group. Final results of the randomized phase III trial of sorafenib in advanced renal cell carcinoma: survival biomarker analysis. Presented at: 43rd ASCO Annual Meeting; June 1-5, 2007; Chicago, IL. **3.** Escudier B, Eisen T, Stadler WM, et al; for the TARGET Study Group. Sorafenib in advanced clear-cell renal-cell carcinoma. *N Engl J Med.* 2007;356(2):125-134.

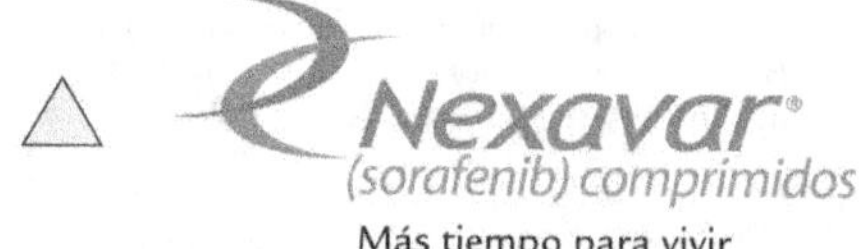

1. NOMBRE DEL MEDICAMENTO. Nexavar® 200 mg comprimidos recubiertos con película. **2. COMPOSICIÓN CUALITATIVA Y CUANTITATIVA.** Cada comprimido recubierto con película contiene 200 mg de sorafenib (como tosilato). Para consultar la lista completa de excipientes, ver sección 6.1. **3. FORMA FARMACÉUTICA.** Comprimido recubierto con película. Comprimidos rojos, redondos, biconvexos, recubiertos con película y marcados con la cruz de Bayer en una cara y "200" en la otra. **4. DATOS CLÍNICOS. 4.1. Indicaciones terapéuticas.** Carcinoma hepatocelular. Nexavar® está indicado en el tratamiento del carcinoma hepatocelular (ver sección 5.1). Carcinoma de células renales. Nexavar® está indicado en el tratamiento de pacientes con carcinoma de células renales avanzado en los que ha fracasado la terapia previa con interferón-alfa o interleukina-2 o que se consideran inapropiados para dicha terapia. **4.2. Posología y forma de administración.** El tratamiento con Nexavar® debe ser supervisado por un médico experimentado en el uso de terapias contra el cancer. La dosis recomendada de Nexavar® en adultos es de 400 mg (dos comprimidos de 200 mg), tomados dos veces al día (equivalente a una dosis diaria total de 800 mg). Se recomienda administrar sorafenib fuera de las comidas o con una comida moderada o baja en grasas. Si el paciente tiene intención de tomar una comida rica en grasas, deben administrarse los comprimidos de sorafenib al menos 1 hora antes o 2 horas después de la comida. Los comprimidos deben tomarse con un vaso de agua. El tratamiento debe continuarse mientras se observe un beneficio clínico o hasta que se produzca toxicidad inaceptable. *Ajustes de la posología:* El control de la sospecha de reacciones adversas puede hacer necesaria la interrupción transitoria o reducción de la dosis del tratamiento con Nexavar®. Cuando sea necesario disminuir la dosis, ésta debe reducirse a dos comprimidos de 200 mg una vez al día (ver sección 4.4). *Pacientes pediátricos:* No se han estudiado la seguridad y eficacia en niños ni adolescentes (< 18 años). No se recomienda el uso de Nexavar® en niños y adolescentes debido a la falta de datos de seguridad y eficacia (ver sección 5.3). *Pacientes ancianos:* No es necesario efectuar un ajuste de dosis en ancianos (pacientes mayores de 65 años de edad). *Insuficiencia renal:* No es necesario efectuar un ajuste de dosis en pacientes con una insuficiencia renal leve, moderada o grave. No se dispone de datos en pacientes que requieran diálisis (ver sección 5.2). Se recomienda la monitorización del equilibrio de líquidos y electrolitos en pacientes con riesgo de insuficiencia renal. *Insuficiencia hepática:* No es necesario efectuar un ajuste de dosis en pacientes con insuficiencia hepática Child Pugh A y B (leve a moderado). No se dispone de datos en pacientes con insuficiencia hepática Child Pugh C (grave) (ver sección 4.4 y 5.2). **4.3. Contraindicaciones.** Hipersensibilidad al principio activo o a alguno de sus excipientes. **4.4. Advertencias y precauciones especiales de empleo.** *Toxicidades dermatológicas:* Las reacciones farmacológicas adversas más frecuentes de Nexavar® son la reacción cutánea mano-pie (eritrodisestesia palmo-plantar) y el exantema. Dichos síntomas suelen ser de Grado 1 y 2 según CCT (*Common Toxicity Criteria* – Criterios Comunes de Toxicidad) y, en general, aparecen durante las primeras seis semanas del tratamiento con Nexavar®. El control de la toxicidad dermatológica puede incluir tratamiento tópico para el alivio sintomático, interrupción temporal del tratamiento y/o modificación de la dosis de Nexavar® o, en casos graves o persistentes, la interrupción permanente de Nexavar® (ver sección 4.8). *Hipertensión:* En los pacientes tratados con Nexavar®, se ha observado un incremento de la incidencia de hipertensión arterial. Habitualmente la hipertensión fue leve a moderada, se produjo al principio del tratamiento y fue controlable con un tratamiento antihipertensivo estándar. La presión arterial debe controlarse regularmente y tratarse, en caso necesario, según las prácticas médicas habituales. En caso de hipertensión grave o persistente, o crisis hipertensivas a pesar de un tratamiento antihipertensivo adecuado, debe considerarse la interrupción permanente de Nexavar® (ver sección 4.8). *Hemorragia:* Puede producirse un incremento del riesgo de hemorragias después de la administración de Nexavar®. Si un acontecimiento hemorrágico precisa de intervención médica, es recomendable considerar la interrupción permanente de Nexavar® (ver sección 4.8). *Isquemia cardiaca y/o infarto:* En un ensayo aleatorizado, controlado con placebo y doble ciego (estudio 1, ver sección 5.1), la incidencia de acontecimientos de isquemia cardiaca / infarto durante el tratamiento en el grupo con Nexavar® (2,9 %) fue superior a la registrada en el grupo con placebo (0,4 %). En el estudio 3 (ver sección 5.1), la incidencia de acontecimientos de isquemia cardiaca / infarto durante el tratamiento fue de 2,7 % en el grupo con Nexavar® comparado con el 1,3 % en el grupo con placebo. Los pacientes con arteriopatía coronaria inestable o infarto de miocardio reciente fueron excluidos de estos ensayos. Debe considerarse una interrupción temporal o permanente de Nexavar® en pacientes que desarrollan isquemia cardiaca y/o infarto (ver sección 4.8). *Perforación gastrointestinal:* La perforación gastrointestinal es un efecto poco frecuente y se ha notificado en menos del 1% de los pacientes que tomaban sorafenib. En algunos casos este efecto no se asoció a un tumor intraabdominal aparente. La terapia con sorafenib debe interrumpirse (ver sección 4.8). *Insuficiencia hepática:* No se dispone de datos de pacientes con insuficiencia hepática Child Pugh C (grave). Como sorafenib se elimina principalmente a través de la vía hepática, la exposición puede incrementarse en pacientes con insuficiencia hepática grave (ver sección 4.2 y 5.2). *Coadministración de warfarina:* En algunos pacientes que recibieron warfarina durante el tratamiento con Nexavar®, se han descrito acontecimientos hemorrágicos poco frecuentes o aumentos del Indice Internacional Normalizado (INR - International Normalised Ratio). En los pacientes que toman warfarina o fenprocumona concomitantemente deben controlarse regularmente los cambios del tiempo de protrombina, la INR o los episodios hemorrágicos clínicos (ver secciones 4.5 y 4.8). *Complicaciones de la cicatrización de heridas:* No se han realizado estudios formales sobre el efecto de sorafenib en la curación de heridas. Como medida de precaución, en pacientes sometidos a intervenciones quirúrgicas mayores, se recomienda una interrupción transitoria del tratamiento con Nexavar®. Se dispone de una escasa experiencia clínica en cuanto al intervalo de tiempo que ha de transcurrir antes de reiniciar el tratamiento después de una intervención quirúrgica mayor. Por ello, la decisión de reiniciar el tratamiento con Nexavar® después de una intervención quirúrgica mayor debe basarse en la evaluación clínica de la cicatrización adecuada de la herida. *Ancianos:* La experiencia con el uso de Nexavar® en pacientes ancianos es limitada. Se han notificado casos de fallo renal. Debe considerarse la monitorización de la función renal. *Carcinoma de células renales: Pacientes de alto riesgo,* según el grupo de pronóstico del MSKCC (Memorial Sloan Kettering Cancer Center), no fueron incluidos en el ensayo clínico fase III en carcinoma de células renales (ver estudio 1 en sección 5.1); y el beneficio-riesgo en estos pacientes no ha sido evaluado. *Interacciones fármaco-fármaco:* Se recomienda precaución al administrar Nexavar® conjuntamente con compuestos que se metabolizan / eliminan predominantemente a través de la vía UGT1A1 (p.ej. irinotecan) o UGT1A9 (ver sección 4.5). Se recomienda precaución al administrar sorafenib conjuntamente con docetaxel (ver sección 4.5). **4.5. Interacción con otros medicamentos y otras formas de interacción.** *Inductores de enzimas metabólicos:* La administración de rifampicina durante 5 días, antes de administrar una dosis única de sorafenib, dio lugar a una reducción promedio del 37 % en el AUC de sorafenib. Otros inductores de la actividad CYP3A4 y/o glucuronización (por ejemplo, Hipericum perforatum también conocido como Hierba de San Juan, fenitoína, carbamacepina, fenobarbital y dexametasona) pueden también incrementar el metabolismo de sorafenib y, por tanto, reducir las concentraciones de sorafenib. *Inhibidores de CYP3A4:* Ketoconazol, un potente inhibidor de CYP3A4, administrado una vez al día durante 7 días a voluntarios varones sanos no alteró el AUC media de una única dosis de 50 mg de sorafenib. Estos datos sugieren que es improbable que se produzcan interacciones farmacocinéticas clínicas de sorafenib con inhibidores de CYP3A4. *Sustratos de CYP2C9:* Sorafenib inhibió CYP2C9 in vitro. No es posible descartar que sorafenib pueda aumentar las concentraciones de sustratos de CYP2C9, administrados de forma concomitante. El tratamiento concomitante de Nexavar® y warfarina, un sustrato de CYP2C9, no dio lugar a cambios en el TP-INR medio, en comparación con el placebo. Sin embargo, es necesario controlar regularmente el INR de pacientes que toman warfarina o fenprocumona (ver sección 4.4). *Sustratos de CYP2B6 y CYP2C8:* Sorafenib inhibió CYP2B6 y CYP2C8 *in vitro,* pero no se ha evaluado la relevancia clínica de esta inhibición. No puede descartarse que sorafenib incremente las concentraciones de sustratos de CYP2B6 (p.ej., bupropiona, ciclofosfamida, efavirenz, ifosfamida, metadona) y CYP2C8 (p.ej., paclitaxel, amodiaquina, repaglinida) administrados de forma concomitante. *Sustratos de UGT1A1 y UGT1A9:* In vitro, sorafenib inhibió la glucuronización via UGT1A1 y UGT1A9. La relevancia clínica de este hallazgo es desconocido (ver abajo y sección 4.4). *Sustratos de isoformas selectivas CYP:* La administración concomitante de sorafenib y midazolam, dextrometorfano u omeprazol, que son sustratos de los citocromos CYP3A4, CYP2D6 y CYP2C19, respectivamente, no alteró la exposición a estos agentes. Esto indica que sorafenib no es un inhibidor ni un inductor de estos isoenzimas del citocromo P450. Por ello, es improbable que se den interacciones farmacocinéticas clínicas entre sorafenib y los sustratos de estos enzimas. *Estudios in vitro de la inducción del enzima CYP:* Las actividades de CYP1A2 y CYP3A4 no se vieron alteradas después del tratamiento de hepatocitos humanos cultivados con sorafenib, indicando que es improbable que sorafenib sea un inductor de CYP1A2 y CYP3A4. *Sustratos de P-gp:* In vitro, sorafenib ha demostrado inhibir el transporte de la p-glicoproteína (P-gp). Un incremento de las concentraciones plasmáticas de los substratos de P-gp como la digoxina no puede descartarse en un tratamiento concomitante con sorafenib. *Combinación con otros agentes antineoplásicos:* En ensayos clínicos, se ha administrado Nexavar® conjuntamente con una serie de agentes antineoplásicos con sus pautas de dosis habituales, incluyendo gemcitabina, oxaliplatino, doxorubicina e irinotecan. Sorafenib careció de efectos en la farmacocinética de gemcitabina u oxaliplatino. El tratamiento concomitante con Nexavar® dio lugar a un incremento del 21 % en el AUC de doxorubicina. Cuando se administró con irinotecan, cuyo metabolito activo SN-38 se sigue metabolizando por la vía UGT1A1, se produjo un incremento del 67 - 120 % del AUC de SN-38 y un incremento del 26 - 42 % del AUC de irinotecan. No se conoce la importancia clínica de estos hallazgos (ver sección 4.4). Al administrar docetaxel (75 ó 100 mg/m^2 administrado una vez cada 21 días), conjuntamente con sorafenib (200 mg dos veces al día ó 400 mg dos veces al día, administrado desde el día 2 al 19 en un ciclo de 21 días con una interrupción de 3 días próximos a la administración de docetaxel) hubo un aumento del 36 - 80 % del AUC de docetaxel y un aumento del 16 - 32 % de la C$_{max}$ de docetaxel. Se recomienda precaución al administrar sorafenib conjuntamente con docetaxel (ver sección 4.4.). **4.6. Embarazo y lactancia.** No se dispone de datos sobre el uso de sorafenib en mujeres embarazadas. Los estudios en animales han demostrado toxicidad reproductiva, inclusive malformaciones (ver sección 5.3). En ratas, se demostró que sorafenib y sus metabolitos atraviesan la placenta y es previsible que sorafenib provoque efectos nocivos en el feto. Nexavar® no debe utilizarse durante el embarazo, a no ser que se demuestre claramente que es necesario después de una cuidadosa evaluación de las necesidades de la madre y los riesgos para el feto. Mujeres en edad fértil deben utilizar un método anticonceptivo eficaz durante el tratamiento. Los resultados de estudios animales indican que sorafenib puede alterar la fertilidad masculina y femenina (ver sección 5.3). No se sabe si sorafenib se excreta en la leche humana. En animales se elimina sorafenib y/o sus metabolitos a través de la leche. Como sorafenib puede tener efectos nocivos en el crecimiento y desarrollo del niño (ver sección 5.3), las mujeres no deben dar el pecho durante el tratamiento con sorafenib. **4.7. Efectos sobre la capacidad para conducir y utilizar máquinas.** No se han realizado estudios de los efectos sobre la capacidad para conducir y utilizar máquinas. No hay indicios de que Nexavar® tenga influencia sobre la capacidad para conducir o manipular máquinas. **4.8. Reacciones adversas.** Las reacciones adversas más comunes fueron diarreas, exantema, alopecia y síndrome mano-pie (corresponde al síndrome de eritrodisestesia palmo-plantar en MedDRA).

Tabla 1: Reacciones adversas notificadas en al menos el 5 % de los pacientes de cualquier grupo de tratamiento – ensayo 11213 en carcinoma de células renales (ver ensayo 1 en sección 5.1).

Clasificación de órganos del sistema	Término preferido	Nexavar® N=451			Placebo N=451		
		Todos los grados %	Grado 3%	Grado 4%	Todos los grados %	Grado 3%	Grado 4%
Trastornos del metabolismo y de la nutrición	anorexia	9%	<1%	0%	5%	<1%	0%
Trastornos del sistema nervioso	cefalea	6%	0%	0%	3%	0%	0%
Trastornos vasculares	hipertensión	12%	2%	<1%	1%	<1%	0%
	rubor	6%	0%	0%	2%	0%	0%
Trastornos gastrointestinales	diarrea	38%	2%	0%	9%	<1%	0%
	náuseas	16%	<1%	0%	12%	<1%	0%
	vómitos	10%	<1%	0%	6%	<1%	0%
	estreñimiento	6%	0%	0%	3%	0%	0%
Trastornos de la piel y del tejido subcutáneo	exantema	28%	<1%	0%	9%	<1%	0%
	alopecia	25%	<1%	0%	3%	0%	0%
	Síndrome mano-pie**	19%	4%	0%	3%	0%	0%
	prurito	17%	<1%	0%	4%	0%	0%
	eritema	15%	0%	0%	4%	0%	0%
	piel seca	11%	0%	0%	2%	0%	0%
	exfoliación cutánea	7%	<1%	0%	2%	0%	0%
Trastornos musculo-esqueléticos, del tejido conjuntivo y del hueso	artralgia	6%	<1%	0%	3%	0%	0%
	dolor en extremidades	6%	<1%	0%	2%	0%	0%
Trastornos generales y alteraciones en el lugar de la administración	fatiga	15%	2%	0%	11%	<1%	0%
	astenia	9%	<1%	0%	4%	<1%	0%

Tabla 2: Reacciones adversas notificadas en al menos el 5 % de los pacientes de cualquier grupo de tratamiento – ensayo 100554 en carcinoma hepatocelular (ver ensayo 3 en sección 5.1).

Clasificación de órganos del sistema	Término preferido	Nexavar® N=297			Placebo N=302		
		Todos los grados	Grado 3	Grado 4	Todos los grados	Grado 3	Grado 4
Trastornos del metabolismo y de la nutrición	anorexia	11%	<1%	0%	3%	<1%	0%
Trastornos gastrointestinales	diarrea	39%	8%	0%	11%	2%	0%
	náuseas	11%	<1%	0%	8%	1%	0%
	dolor abdominal	7%	2%	0%	3%	<1%	0%
	vómitos	5%	1%	0%	3%	<1%	0%
Trastornos de la piel y del tejido subcutáneo	síndrome mano-pie**	18%	7%	0%	2%	0%	0%
	alopecia	14%	0%	0%	2%	0%	0%
	exantema	11%	<1%	0%	8%	0%	0%
	prurito	8%	0%	0%	7%	<1%	0%
	piel seca	8%	0%	0%	4%	0%	0%
Trastornos generales y alteraciones en el lugar de la administración	fatiga	17%	2%	<1%	13%	3%	<1%
	astenia	6%	1%	<1%	2%	<1%	0%
Exploraciones complementarias	pérdida de peso	9%	2%	0%	<1%	0%	0%
Trastornos respiratorios, torácicos y mediastínicos	ronquera	5%	0%	0%	<1%	0%	0%

En la tabla 3, se enumeran las reacciones adversas notificadas en múltiples ensayos clínicos y según la clasificación de órganos del sistema (en MedDRA) y la frecuencia. Las frecuencias se definen como: muy frecuente ($\geq 1/10$), frecuente ($\geq 1/100$, $< 1/10$), poco frecuente ($\geq 1/1.000$, $< 1/100$). Las reacciones adversas se enumeran en orden decreciente de gravedad dentro de cada intervalo de frecuencia.

Tabla 3: Todas las reacciones adversas farmacológicas referidas en pacientes en múltiples ensayos clínicos

Clasificación de órganos del sistema	Muy frecuentes $\geq 1/10$	Frecuentes $\geq 1/100$, $< 1/10$	Poco frecuentes $\geq 1/1.000$, $< 1/100$
Infecciones e infestaciones			foliculitis, infección
Trastornos de la sangre y del sistema linfático	linfopenia	leucopenia, neutropenia, anemia, trombocitopenia	
Trastornos del sistema inmunológico			Reacciones de hipersensibilidad (incluyendo reacciones cutáneas y urticaria)
Trastornos endocrinos			hipotiroidismo
Trastornos del metabolismo y de la nutrición	hipofosfatemia	anorexia	hiponatremia, deshidratación
Trastornos psiquiátricos		depresión	
Trastornos del sistema nervioso		neuropatía sensorial periférica	Leucoencefalopatía posterior reversible*
Trastornos de oído y del laberinto		Acúfenos o tinnitus	
Trastornos cardíacos			isquemia e infarto de miocardio* insuficiencia cardíaca congestiva*
Trastornos vasculares	hemorragia (incl. hemorragia gastrointestinal*, vías respiratorias* y cerebral*, hipertensión		crisis hipertensivas*
Trastornos respiratorios, torácicos y mediastínicos		ronquera	rinorrea
Trastornos gastrointestinales	diarrea, náuseas, vómitos	estreñimiento, estomatitis (incluyendo boca seca y glosodinia), dispepsia, disfagia	enfermedad de reflujo gastroesofágico, pancreatitis, gastritis, perforaciones gastrointestinales*
Trastornos hepatobiliares			Aumento de la bilirrubina e ictericia, colecistitis, colangitis
Trastornos de la piel y del tejido subcutáneo	exantema, alopecia, síndrome palmo-plantar**, eritema, prurito	piel seca, dermatitis exfoliativa, acné, descamación de la piel	eccema, eritema multiforme menor, queratoacantoma / cáncer de celulas escamosas de la piel
Trastornos músculo-esqueléticos y del tejido conjuntivo		artralgia, mialgia	
Trastornos renales y urinarios		insuficiencia renal	
Trastornos del aparato reproductor y de la mama		disfunción eréctil	ginecomastia
Trastornos generales y alteraciones en el lugar de la administración	fatiga, dolor (incluyendo dolores bucales, abdominales, óseos, dolor tumoral y cefalea)	astenia, fiebre enfermedad tipo gripe	
Exploraciones complementarias	Aumento amilasa, Aumento lipasa	Pérdida de peso, Aumento transitorio de transaminasas	Aumento transitorio de la fosfatasa alcalina en sangre, Anomalías en INR, Anomalías en el nivel de protrombina

* Las reacciones adversas pueden hacer peligrar la vida o tener un resultado fatal. ** El síndrome mano-pie corresponde al síndrome de eritrodisestesia palmo-plantar en MedDRA.

Alteraciones en las pruebas de laboratorio. Con mucha frecuencia, se han descrito aumentos de los niveles de lipasa y amilasa. En el ensayo 1 (CCR) y en el ensayo 3 (CH), se produjeron aumentos de lipasa, CTCAE de grado 3 ó 4 en el 11 % y 9 % de los pacientes del grupo con Nexavar®, respectivamente, en comparación con el 7 % y 9 % de los pacientes del grupo placebo. En el ensayo 1 y en el ensayo 3 se notificaron aumentos de la amilasa CTCAE de grado 3 ó 4 en el 1 % y 2 % de los pacientes del grupo con Nexavar®, respectivamente, en comparación con el 3 % de los pacientes en ambos grupos placebo. En 2 de los 451 pacientes tratados con Nexavar® en el ensayo 1 y en 1 de los 297 pacientes tratados con Nexavar® en el ensayo 3, se describió una pancreatitis clínica (CTCAE de grado 4), así como en 1 de los 451 pacientes (CTCAE de grado 2) en el grupo placebo del ensayo 1. La hipofosfatemia fue un hallazgo de laboratorio muy frecuente, que se pudo observar en el 45 % y 35 % de los pacientes tratados con Nexavar®, en comparación con el 12 % y 11 % de los pacientes con placebo en el ensayo 1 y en el ensayo 3, respectivamente. En el ensayo 1, en el 13% de los pacientes tratados con Nexavar® y en el 3 % de los pacientes del grupo placebo se produjo una hipofosfatemia CTCAE de grado 3 (1 - 2 mg/dl), en el ensayo 3, en el 11 % los pacientes tratados con Nexavar® y en el 2 % en los pacientes del grupo placebo. En el ensayo 1, no se dieron casos de hipofosfatemia CTCAE de grado 4 (< 1 mg/dl) en ninguno de los pacientes ni con Nexavar® ni con placebo, en el ensayo 3 se dio 1 caso en el grupo placebo. Se desconoce la etiología de la hipofosfatemia asociada al Nexavar®. En ≥ 5 % de los pacientes tratados con Nexavar® ocurrieron alteraciones en los resultados del laboratorio de CTCAE de grado 3 ó 4 incluyendo linfopenia y neutropenia. **4.9. Sobredosis.** No existe ningún tratamiento específico para la sobredosis con Nexavar®. La dosis máxima de sorafenib estudiada clínicamente es de 800 mg, dos veces al día. Las reacciones adversas observadas a esta dosis fueron principalmente diarrea y acontecimientos dermatológicos. En el caso de sospecha de sobredosis, debe interrumpirse la administración de Nexavar® e instaurarse un tratamiento de soporte, si es necesario. **5. PROPIEDADES FARMACOLÓGICAS. 5.1. Propiedades farmacodinámicas.** Grupo farmacoterapéutico: Inhibidores de la proteinquinasa, Código ATC: L01XE05. Sorafenib es un inhibidor multiquinasa que ha demostrado poseer propiedades tanto antiproliferativas como antiangiogénicas *in vitro* e *in vivo*. *Mecanismo de acción y efectos farmacodinámicos.* Sorafenib es un inhibidor multiquinasa que reduce la proliferación celular tumoral *in vitro*. Sorafenib inhibe el crecimiento tumoral de un amplio espectro de xenoinjertos tumorales humanos en ratones atímicos acompañado de una reducción de la angiogénesis tumoral. Sorafenib inhibe la actividad de las dianas presentes en la célula tumoral (CRAF, BRAF, V600E BRAF, KIT y FLT-3) y en la vasculatura tumoral (CRAF, VEGFR-2, VEGFR-3 y PDGFR-ß). Las RAF quinasas son quinasas serina/ treonina, mientras que c-KIT, FLT-3, VEGFR-2, VEGFR-3 y PDGFR-ß son receptores tirosina quinasa. *Eficacia clínica.* La seguridad y eficacia clínica de Nexavar® han sido estudiadas en pacientes con carcinoma hepatocelular (CH) y en pacientes con carcinoma de células renales (CCR) avanzado. *Carcinoma hepatocelular.* El Ensayo 3 (Ensayo 100554) fue un ensayo de Fase III, internacional, multicéntrico, aleatorizado, doble ciego, controlado con placebo en 602 pacientes con carcinoma hepatocelular. Las características basales y demográficas de la enfermedad fueron comparables entre el grupo Nexavar® y el grupo placebo con respecto al estado ECOG (estado 0: 54 % vs. 54 %; estado 1: 38 % vs. 39 %; estado 2: 8 % vs. 7 %), estadio TNM (estadio I: < 1 % vs. < 1 %; estadio II: 10,4 % vs. 8,3 %; estadio III: 37,8 % vs. 43,6 %, estadio IV: 50,8 % vs. 46,9 %), y estadio BCLC (estadio B: 18,1 % vs. 16,8 %; estadio C: 81,6 % vs. 83,2 %; estadio D: < 1 % vs. 0 %). El estudio se detuvo después que un analisis intermedio planeado de supervivencia global superase el límite de eficacia preespecificado. Este analisis mostró una ventaja estadísticamente significativa de Nexavar® frente a placebo para supervivencia global (HR: 0,69, p = 0,00058, ver Tabla 4). En los factores de estratificación preespecificados (estado ECOG, presencia o ausencia de invasión macroscópica vascular y/o diseminación extrahepática del tumor) la razón de riesgo favoreció sistemáticamente a Nexavar® frente a placebo. El analisis descriptivo de subgrupos sugirió un efecto del tratamiento potencialmente menos pronunciado para los subgrupos de pacientes menores de 65 años de edad y aquellos con enfermedad metastásica. Se dispone de datos limitados de este estudio en pacientes con insuficiencia hepática Child Pugh B y incluyéndose solo un paciente con Child Pugh C.

Tabla 4: Resultados de eficacia del ensayo 3 (ensayo 100554) en carcinoma hepatocelular

Parámetro de eficacia	Nexavar® (N=299)	Placebo (N=303)	Valor P	HR (95% CI)
Supervivencia global (SG) [mediana, semanas (95% CI)]	46.3 (40.9, 57.9)	34.4 (29.4, 39.4)	0.00058*	0.69 (0.55, 0.87)
Tiempo hasta la progresión (TTP) [mediana, semanas (95% CI)]**	24.0 (18.0, 30.0)	12.3 (11.7, 17.1)	0.000007	0.58 (0.45, 0.74)

CI=Intervalo confianza, HR=razón de riesgo (Nexavar® sobre placebo). *estadisticamente significativo ya que el valor p fue inferior al límite preespecificado de finalización O'Brien Fleming de 0,0077. **revisión radiológica independiente. *Carcinoma de células renales.* La seguridad y eficacia de Nexavar® en el tratamiento del carcinoma de células renales (CCR) avanzado se ha estudiado en dos ensayos clínicos: El ensayo 1 (ensayo 11213) fue un ensayo de Fase III, multicéntrico, aleatorizado, doble ciego controlado con placebo realizado en 903 pacientes. Sólo fueron incluidos pacientes con carcinoma renal de células claras y riesgo bajo o intermedio según el MSKCC (*Memorial Sloan Kettering Cancer Center*). Los objetivos principales del ensayo fueron supervivencia global y supervivencia libre de progresión (SLP). Aproximadamente la mitad de los pacientes presentaba un estado funcional ECOG de 0 y la mitad de los pacientes estaban en el grupo pronóstico bajo de MSKCC. La SLP fue determinada en una revisión radiológica independiente ciega según criterios RECIST. El análisis de SLP se realizó a los 342 eventos en 769 pacientes. La mediana de SLP fue de 167 días en los pacientes aleatorizados a Nexavar® comparado a 84 días en los pacientes con placebo (HR = 0,44; IC del 95 %: 0,35 - 0,55; p < 0,000001). La edad, el grupo pronóstico de MSKCC, el estado funcional ECOG y la terapia previa no afectaron el resultado del tratamiento. Un análisis intermedio (segundo análisis intermedio) para la supervivencia global se realizó a las 367 muertes en 903 pacientes. El valor nominal de alfa para este análisis fue de 0,0094. La mediana de la supervivencia fue de 19,3 meses para los pacientes aleatorizados a Nexavar® comparado con los 15,9 meses en los pacientes con placebo (HR = 0,77; IC del 95 %: 0,63 - 0,95; p = 0,015). En el momento de este análisis, unos 200 pacientes fueron cruzados a sorafenib desde el grupo placebo. El ensayo 2 fue un ensayo de discontinuación de Fase II en pacientes con enfermedades metastásicas, incluyendo CCR. Los pacientes con enfermedad estable en terapia con Nexavar® fueron aleatorizados a placebo o terapia continuada con Nexavar®. La supervivencia libre de progresión en pacientes con CCR fue significativamente más prolongada en el grupo con Nexavar® (163 días) que en el grupo placebo (41 días) (p = 0,0001, HR = 0,29).
5.2. Propiedades farmacocinéticas. *Absorción y distribución:* Tras la administración de los comprimidos de Nexavar®, la biodisponibilidad relativa media es del 38 - 49 %, cuando se compara con una solución oral. No se conoce la biodisponibilidad absoluta. Después de la administración oral, sorafenib alcanza picos plasmáticos en aproximadamente 3 horas. Con una comida rica en grasas, la absorción de sorafenib se reduce en un 30 %, en comparación con la administración en ayunas. La C_{max} media y el AUC aumentan por debajo de un incremento proporcional, cuando la dosis supera los 400 mg administrados dos veces al día. La unión *in vitro* de sorafenib a proteínas plasmáticas humanas es del 99,5 %. La dosificación múltiple de Nexavar® durante 7 días dio lugar a una acumulación de 2,5 a 7 veces, en comparación con la administración de una dosis única. Las concentraciones plasmáticas de sorafenib en estado estacionario se alcanzan en 7 días, con una relación pico/valle de las concentraciones medias inferior a 2. *Metabolismo y eliminación:* La semivida de eliminación de sorafenib es de aproximadamente 25 - 48 horas. Sorafenib se metaboliza principalmente en el hígado pasando por un metabolismo oxidativo mediado por CYP3A4, así como por una glucuronización mediada por UGT1A9. Sorafenib supone alrededor del 70 - 85 % de los analitos circulantes en plasma en estado estacionario. Se han identificado 8 metabolitos de sorafenib, de los cuales cinco se han determinado en plasma. El principal metabolito circulante de sorafenib en plasma, la N-óxido piridina, demuestra una potencia *in vitro* similar a la del sorafenib y supone alrededor del 9 - 16 % de los analitos circulantes en estado estacionario. Después de la administración oral de una dosis de 100 mg de una formulación de solución de sorafenib, el 96% de la dosis se recuperó en 14 días, eliminándose el 77 % de la dosis por heces y el 19 % por orina como metabolitos glucuronizados. La proporción de sorafenib inalterado supuso un 51 % de la dosis y se pudo observar en heces, pero no en orina, indicando que la excreción biliar del fármaco inalterado puede contribuir a la eliminación de sorafenib. *Farmacocinética en poblaciones especiales:* Los análisis de los datos demográficos sugieren que no existe una relación entre farmacocinética y edad (hasta 65 años), sexo o peso corporal. *Población pediátrica:* No se han realizado estudios para investigar la farmacocinética de sorafenib en pacientes pediátricos. *Raza:* No hay diferencias clínicamente relevantes en la farmacocinética entre sujetos caucasianos y asiáticos. *Insuficiencia renal:* En cuatro ensayos clínicos de Fase I, la exposición en estado estacionario al sorafenib fue similar en pacientes con insuficiencia renal leve o moderada, en comparación con las exposiciones en pacientes con una función renal normal. En un ensayo de farmacología clínica (dosis única de 400 mg de sorafenib), no se observó una relación entre la exposición a sorafenib y la función renal en pacientes con la función renal normal, con insuficiencia renal leve, moderada o grave. No se dispone de datos en pacientes que requieren diálisis. *Insuficiencia hepática:* En pacientes con carcinoma hepatocelular e insuficiencia hepática leve o moderada, los valores de exposición fueron comparables y se situaron dentro del rango de exposición observado en pacientes sin alteraciones hepáticas. No hay datos de pacientes con insuficiencia hepática Child Pugh C (grave). Sorafenib se elimina principalmente por vía hepática y la exposición puede estar incrementada en esta población de pacientes. **5.3. Datos preclínicos sobre seguridad.** El perfil de seguridad preclínica de sorafenib se evaluó en ratones, ratas, perros y conejos. Los estudios de toxicidad a dosis repetidas mostraron cambios (degeneraciones y regeneraciones) en diferentes órganos con exposiciones inferiores a la exposición clínica prevista (a partir de comparaciones de AUC). Tras la administración de dosis repetidas a perros jóvenes y en crecimiento, se observaron efectos sobre huesos y dientes, con exposiciones inferiores a la exposición clínica. Los cambios consistieron en un engrosamiento irregular de la placa de crecimiento femoral, hipocelularidad de la médula ósea adyacente a la placa de crecimiento alterada y alteraciones en la composición de la dentina. En perros adultos no se indujeron efectos similares. Se realizó un programa estándar de estudios de genotoxicidad y se obtuvieron resultados positivos en forma de un incremento de aberraciones cromosómicas estructurales en un ensayo en células mamíferas *in vitro* (ovario de hámster chino) en cuanto a la clastogenicidad en presencia de activación metabólica. Sorafenib no fue genotóxico en la prueba de Ames ni tampoco en un ensayo del micronúcleo murínico *in vivo*. Un producto intermedio del proceso de fabricación que también se encuentra en el medicamento final (< 0,15 %) dio positivo en cuanto a mutagénesis en un ensayo de células bacterianas *in vitro* (prueba de Ames). Además, el lote de sorafenib examinado en la serie estándar de genotoxicidad incluyó un 0,34 % de PAPE. No se han realizado estudios de carcinogenicidad con sorafenib. No se han realizado estudios específicos con sorafenib en animales para evaluar el efecto en la fertilidad. Sin embargo, cabe esperar un efecto adverso en la fertilidad masculina y femenina, porque los estudios de dosis repetidas en animales han demostrado cambios en los órganos reproductores masculinos y femeninos por debajo de la exposición clínica prevista (a partir de AUC). Los cambios típicos consistieron en signos de degeneración y retardo en testículos, epidídimos, próstata y vesículas seminales de las ratas. Las ratas hembra mostraron necrosis central del cuerpo lúteo e interrupción del desarrollo folicular de los ovarios. Los perros mostraron degeneración tubular en los testículos y oligospermia. Sorafenib ha demostrado ser embriotóxico y teratogénico cuando se administra a ratas y conejos a exposiciones inferiores a la exposición clínica. Los efectos observados incluyeron reducciones de los pesos corporales maternos y fetales, un aumento del número de reabsorciones fetales y un aumento del número de malformaciones externas y viscerales. **6. DATOS FARMACÉUTICOS. 6.1. Lista de excipientes.** *Núcleo del comprimido:* croscarmelosa de sodio, celulosa microcristalina, hipromelosa, laurilsulfato de sodio, estearato de magnesio. *Recubrimiento:* hipromelosa, Macrogol (3350), dióxido de titanio (E171), óxido de hierro rojo (E172). **6.2. Incompatibilidades.** No procede. **6.3. Periodo de validez.** 30 meses. **6.4. Precauciones especiales de conservación.** No conservar a temperatura superior a 25°C. **6.5. Naturaleza y contenido del recipiente.** 112 (4 x 28) comprimidos en envases de blisters transparentes (PP/aluminio). **6.6. Precauciones especiales de eliminación y otras manipulaciones.** Ninguna precaución especial. **7. TITULAR DE LA AUTORIZACIÓN DE COMERCIALIZACIÓN.** Bayer HealthCare AG, D-51368 Leverkusen, Alemania. **8. NÚMERO DE AUTORIZACIÓN DE COMERCIALIZACIÓN.** EU/1/06/342/001. **9. FECHA DE LA PRIMERA AUTORIZACIÓN/ RENOVACIÓN DE LA AUTORIZACIÓN.** Julio 2006. **10. FECHA DE LA REVISIÓN DEL TEXTO.** Noviembre 2008.